Anamika Sahu Gulbake
Aviral Jain
Arvind Gulbake

Nanotubes de carbone à parois multiples portant de l'artésunate pour le paludisme cérébral

Anamika Sahu Gulbake
Aviral Jain
Arvind Gulbake

Nanotubes de carbone à parois multiples portant de l'artésunate pour le paludisme cérébral

Fonctionnalisation et caractérisation

ScienciaScripts

Imprint
Any brand names and product names mentioned in this book are subject to trademark, brand or patent protection and are trademarks or registered trademarks of their respective holders. The use of brand names, product names, common names, trade names, product descriptions etc. even without a particular marking in this work is in no way to be construed to mean that such names may be regarded as unrestricted in respect of trademark and brand protection legislation and could thus be used by anyone.

Cover image: www.ingimage.com

This book is a translation from the original published under ISBN 978-620-3-19666-5.

Publisher:
Sciencia Scripts
is a trademark of
Dodo Books Indian Ocean Ltd., member of the OmniScriptum S.R.L Publishing group
str. A.Russo 15, of. 61, Chisinau-2068, Republic of Moldova Europe
Printed at: see last page
ISBN: 978-620-3-68270-0

Contenu

Chapitre 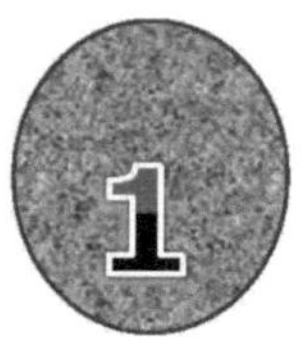

Introduction

$\mathbf{M}$e paludisme est l'une des maladies parasitaires les plus répandues. Il est actuellement endémique dans plus de 100 pays des zones tropicales et subtropicales. Le taux de mortalité lié au paludisme est actuellement estimé à plus d'un million de personnes par an et a augmenté, très probablement en raison de la résistance du parasite aux médicaments. Ronald Ross, un médecin militaire anglais en poste en Inde, a démontré en 1897 que les moustiques étaient porteurs du paludisme. À l'époque, on pensait que la malaria était causée par la respiration de l'air près des marécages ("malaria" vient de l'italien pour "mauvais air"). La démonstration par Ross que les moustiques anophèles transmettent la malaria a conduit à des efforts de santé publique visant à réduire la malaria par le contrôle des moustiques. Ces efforts ont été couronnés de succès aux États-Unis, mais le paludisme reste un problème de santé majeur dans de nombreuses régions du monde. (Robbins et Cotran, 1999)

Le paludisme est causé par des parasites protozoaires intracellulaires obligatoires du genre *Plasmodium* et transmis d'une personne à l'autre par une certaine espèce de moustique Anopheles. Les quatre *protozoaires* différents qui causent la malaria sont :

1. *Plasmodium falciparum*
2. *Plasmodium malariae*
3. *Plasmodium ovale*
4. *Plasmodium vivax*

Le cycle de vie des espèces de *Plasmodium* est illustré à la figure 1. Au cours d'un repas sanguin, un moustique Anopheles femelle infecté par le paludisme inocule des *sporozoïtes* à l'hôte humain (1). Les *sporozoïtes* infectent les cellules du foie (2) et mûrissent en *schizontes* (3), qui se rompent et libèrent les mérozoïtes (4). Dans les infections à *P vivax* et *P ovale*, un stade dormant (*hypnozoïtes*) peut persister dans le foie et provoquer des rechutes en envahissant la circulation sanguine des semaines, voire des années plus tard. Après la réplication dans le foie (*schizogonie exoérythrocytaire*), (A) les parasites subissent une multiplication asexuée dans les érythrocytes (*schizogonie érythrocytaire* B). Les *mérozoïtes* libérés par le foie infectent les globules rouges (5). Le stade des cellules annulaires se produit lorsque les *trophozoïtes* deviennent des *schizontes* dans les globules rouges, qui se rompent et libèrent les *mérozoïtes* (6). Certains parasites se différencient en stades érythrocytaires sexuels (*gamétocytes*) (7). Les *gamétocytes*, mâles (*microgamétocytes*) et femelles (*macrogamétocytes*), sont ingérés par un moustique anophèle lors d'un repas sanguin (8). La multiplication des parasites dans le moustique est appelée le cycle *sporogonique* (C). Dans l'estomac du moustique, les *microgamètes* pénètrent dans les *macrogamètes* et génèrent des *zygotes* (9). Les *zygotes* deviennent à leur tour mobiles et allongés (ookinètes) (10), qui envahissent la paroi de l'intestin moyen du moustique où ils se transforment en oocystes (11). Les oocystes se développent, se rompent et libèrent des *sporozoïtes* (12), qui se dirigent vers les glandes salivaires du moustique. L'inoculation des *sporozoïtes* à un nouvel hôte humain permet au cycle de vie du paludisme de se poursuivre (1).

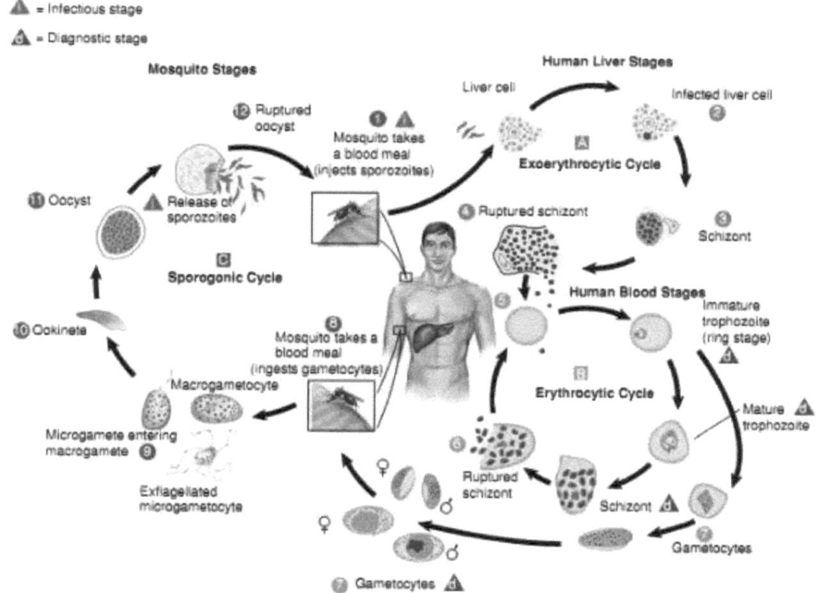

Figure 1.1 : Le cycle de vie des espèces de Plasmodium

SIGNES ET SYMPTÔMES

Les signes et les symptômes du paludisme commencent généralement 8 à 25 jours après l'infection. Cependant, les symptômes peuvent apparaître plus tard chez les personnes qui ont pris des médicaments antipaludéens en prévention. Ils peuvent se manifester par de la fièvre, des frissons, des arthralgies (douleurs articulaires), des vomissements, une anémiehémolytique, un ictère, une hémoglobinurie, des lésions rétiniennes (Beare et.al, 2006) et des convulsions. Cependant, environ 30 % des personnes n'ont plus de fièvre lorsqu'elles se présentent dans un établissement de santé (Bartoloni & Zammarchi, 2012).

Le symptôme classique du paludisme est l'apparition cyclique d'un froid soudain suivi d'une rigidité, puis d'une fièvre et de sueurs qui durent environ deux heures ou plus, se produisant tous les deux jours dans les infections à *P. vivax* et *P. ovale*, et tous les trois jours pour *P. malariae*. *L'*infection à *P. falciparum* peut provoquer une fièvre récurrente toutes les 36-48 heures ou une fièvre moins prononcée et presque continue (Fig. 2). Pour des raisons mal comprises, mais qui peuvent être liées à une pression intracrânienne élevée, les enfants atteints de paludisme présentent fréquemment une posture anormale, un signe indiquant une atteinte cérébrale grave (Beare et al., 2011). Le paludisme cérébral est associé à un blanchiment de la rétine, qui peut être un signe clinique utile pour distinguer le paludisme des autres causes de fièvre (Taylor et al., 2012).

Le paludisme grave est habituellement causé par *P. falciparum*, et survient généralement 6 à 14 jours après l'infection (Korenromp et al., 2005). Des espèces non falciparum se sont toutefois avérées être la cause de ~14% des cas de paludisme grave dans certains groupes (Bartoloni& Zammarchi, 2012). Les conséquences du paludisme grave comprennent le coma et la mort en l'absence de traitement. Les jeunes enfants et les femmes enceintes sont particulièrement vulnérables. Une splénomégalie (augmentation du volume de la rate), de graves maux de tête, une ischémie cérébrale, une hépatomégalie (augmentation du volume du foie), une hypoglycémie et une hémoglobinurie avec insuffisance rénale peuvent survenir. L'insuffisance rénale est une caractéristique de la fièvre des eaux noires, où l'hémoglobine des globules rouges lysés s'écoule dans l'urine (Korenrompet al., 2005).

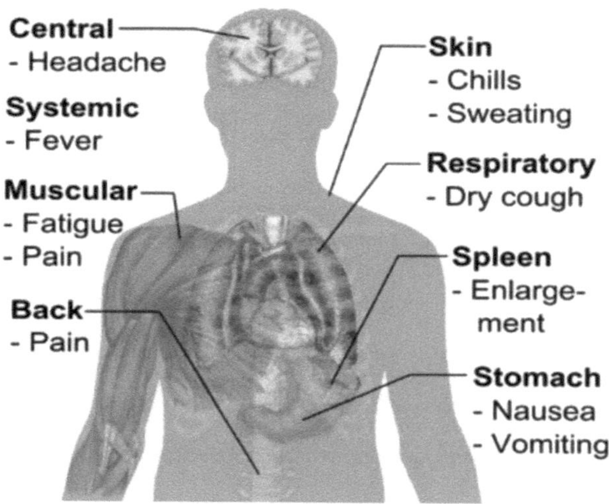

Figure 1.2 : Principaux symptômes du paludisme

MORTILITÉ

L'échec du DDT dans la lutte contre les moustiques qui transmettent le paludisme et le développement de parasites résistants aux médicaments ont considérablement augmenté la morbidité et la mortalité de *Plasmodium falciparum* en Asie, en Afrique et en Amérique latine. Depuis l'apparition de la résistance à la chloroquine dans les années 1950, la résistance aux médicaments antipaludiques pour *Plasmodium falciparum* est considérée comme un facteur majeur de la résurgence mondiale du paludisme observée au cours des 40 dernières années et comme l'un des principaux obstacles à un contrôle efficace (Na-Bangchang et Congpuong, 2007). L'émergence de la résistance à l'artémisinine est l'une des plus grandes menaces pour les efforts renouvelés d'éradication du paludisme (Dondorp et al., 2009 ; Greenwood et al., 2008).

Il y a donc un besoin urgent de développer de nouveaux médicaments pour le traitement du paludisme.

MALARIA CÉRÉBRALE

Le paludisme cérébral est la complication neurologique la plus grave de l'infection par *Plasmodium falciparum*. Avec plus de 575 000 cas par an, les enfants d'Afrique sub-saharienne sont les plus touchés. Les patients survivants présentent un risque accru de déficits neurologiques et cognitifs, de troubles du comportement et d'épilepsie, ce qui fait du paludisme cérébral l'une des principales causes de neuro-invalidité infantile dans la région. La complication la plus grave de l'infection par *Plasmodium falciparum* est le paludisme cérébral (MC). Le paludisme cérébral implique la présence de caractéristiques neurologiques, notamment des troubles de la conscience. L'explication simplifiée du mécanisme conduisant à la MC est que l'adhésion (médiée par divers ligands et récepteurs) aux cellules endothéliales et la séquestration des érythrocytes parasités et des cellules immunitaires dans les capillaires cérébraux provoquent un processus inflammatoire et la libération d'autres molécules neurotoxiques. Une des causes possibles de la mort associée à la MC est un déséquilibre dans la production de facteurs neurotoxiques et neuroprotecteurs provoqué par l'inflammation cérébrale déclenchée par le parasite (Golenser et al., 2006).

SymptômesLe paludisme **cérébral** est la forme la plus grave et la plus mortelle du paludisme, causée par le *plasmodium falciparum*. Cette espèce provoque des frissons, une forte fièvre persistante, des maux de tête, une hypotension orthostatique, des myalgies et un engorgement des globules rouges (GR) qui entraîne un blocage des capillaires en plusieurs endroits.

Les trois étapes initiales sont les suivantes :

Phase de froid : elle va des frissons aux tremblements extrêmes pendant 1 à 2 heures.

Phase chaude : elle se caractérise par une forte fièvre pouvant atteindre 41,7 °C (107 °F) pendant 3 à 4 heures.

Stade humide : il se caractérise par une transpiration abondante pendant 2 à 4 heures.

Les trois principaux symptômes du paludisme cérébral sont communs aux adultes et aux enfants : troubles de la conscience accompagnés d'une fièvre non spécifique, de convulsions généralisées et d'anomalies neurologiques, et d'un coma qui dure de 24 à 72 heures, d'abord rouspétable puis non rouspétable. Si elle n'est pas traitée à temps, elle peut entraîner des complications telles qu'un ictère, une hémoglobinurie, une rate sensible et élargie, une insuffisance rénale aiguë et une urémie, et est fatale chez environ 20 % des patients. En outre, elle se manifeste par des signes d'augmentation de la pression intracrânienne, une hémiplégie, une encéphalopathie, un délire, des convulsions et un coma.

TRAITEMENTSPuisque

le paludisme cérébral est fatal quelques jours après l'infection, un traitement immédiat est nécessaire. L'immunité naturelle contre cette maladie n'est pas très claire mais elle peut être contrôlée artificiellement par des stratégies préventives comme la chimiothérapie antipaludique et des mesures d'appoint.

Le traitement du CM se limite à : (i) quelques antipaludiques conventionnels (quinine ou artémisinines), (ii) des traitements adjuvants (stabilisation initiale, transfusion d'échange sanguin, diurétiques osmotiques et correction de l'hypoglycémie, de l'acidose et de l'hypovolémie) et (iii) une immunomodulation (Golenser et. al., 2006). La chimiothérapie du paludisme cérébral implique principalement l'utilisation de la quinine (un alcaloïde amer extrait de l'écorce de quinquina), pour un patient présentant une résistance à la chloroquine. C'est le seul médicament qui est resté très efficace sur une longue période pour traiter cette maladie. La quinine a un fonctionnement similaire à celui de la chloroquine et interfère avec la digestion enzymatique du parasite.

L'artémisinine, un médicament cliniquement prouvé, est connue pour guérir la fièvre et la parasitémie plus rapidement que la chloroquine ou la quinine. Couramment utilisée par les Chinois comme traitement traditionnel de la fièvre et du paludisme, c'est une lactone sesquiterpénique isolée de la plante Artemisia annua. Elle est couramment utilisée sous forme d'artésunate et d'artéméther, et constitue un facteur important dans le traitement du paludisme à falciparum multirésistant. Il est bon marché et efficace, mais son utilisation n'est pas encore autorisée en Europe, en Amérique du Nord et en Australie.

Séquestration de parasites dans le cerveau

On pense que la séquestration des parasites dans la microvasculature cérébrale est un facteur central de la pathogenèse et des changements physiopathologiques qui en résultent dans les tissus autour des parasites séquestrés, ce qui peut expliquer pourquoi un parasite intravasculaire peut causer un dysfonctionnement neural et pourquoi certains patients peuvent avoir un mauvais résultat. Il est clair qu'il existe d'autres facteurs puisque la séquestration est également observée chez les patients qui meurent d'autres complications du paludisme *à falciparum* (MacPherson et. al., 1985). La séquestration résulte de l'adhésion des globules rouges parasités (GRP) à la paroi endothéliale (cytoadhérence) en utilisant des protéines dérivées du parasite exposées à la surface des érythrocytes (Newbold et. al., 1999). Un groupe d'antigènes parasitaires, dont la protéine membranaire érythrocytaire *Plasmodium* falciparum-1 (PfEMP-1), se lie aux récepteurs de l'hôte, dont la molécule d'adhésion intercellulaire-1 (ICAM-1) est le plus important et dont l'expression n'est pas régulée dans les zones adjacentes aux parasites séquestrés. La masse de parasites séquestrés augmente encore lorsque les érythrocytes adhérents s'agglutinent avec d'autres GBP, forment des rosettes avec des érythrocytes non parasités ou utilisent l'agglutination médiée par les plaquettes pour se lier les uns aux autres. La séquestration nuit à la perfusion et peut aggraver le coma par hypoxie. En outre, la capacité des globules rouges polymorphes à se déformer et à passer à travers la microvasculature est réduite (Dondorp et.al, 2004). Par conséquent, l'hypoxie et la perfusion inadéquate des tissus peuvent être des événements physiopathologiques majeurs. Bien qu'une réduction critique de l'apport en métabolites (oxygène et glucose) puisse se produire, chez la majorité des enfants, une nécrose importante du tissu neural est peu probable, car avec un traitement antipaludéen spécifique, le coma est rapidement réversible. Cependant, en présence d'une demande métabolique accrue, comme lors de crises et de fièvre, le risque de lésion neurale est plus élevé et peut être aggravé si le patient est hypoglycémique ou si le flux sanguin est encore compromis par une hypertension intracrânienne (Newton et. al., 1997).

APPROCHES THÉRAPEUTIQUES

CLASSIFICATION DES MÉDICAMENTS ANTIPALUDIQUES :

Basé sur la structure chimique

1. 4- Aminoquinolines : Chloroquine, Amodiaquine

2. Alcaloïdes de Chincona : Quinine, quinidine

3. Quinoléine-méthanol : Méfloquine

4. Acridine : Mepacrine, Quinacrine

5. 8-Aminoquinolines : Primaquine, Bulaquine

6. Biguanides : Proguanine

7. Diaminopyrimidines : Pyriméthamine

8. Dérivés de l'artémisine : Artésunate, Artemether, Arteether

9. Phénanthérine-Méthanol : Halofantérine, Lumifantérine

10. Antibiotiques : Tétracycline, Doxycycline, Clindamycine

11. Sulfonamides & Sulfones : Sulfadoxine et Dapsone

Chimiothérapie conventionnelle

Les principaux inconvénients de la chimiothérapie conventionnelle du paludisme sont le développement d'une résistance multiple aux médicaments et le ciblage non spécifique des parasites intracellulaires, ce qui entraîne des doses élevées et une toxicité intolérable (Magalhães & Mosqueira, et. al. , 2010).

Nouveaux systèmes d'administration de médicaments antipaludiques

La formulation et l'évaluation de nouveaux systèmes d'administration de médicaments sont non seulement moins coûteuses que le développement de nouveaux médicaments, mais peuvent également améliorer l'administration des antipaludiques aux taux souhaités.

Ces nouveaux systèmes d'administration de médicaments sont susceptibles d'optimiser l'efficacité thérapeutique des antipaludiques. Les nouveaux systèmes d'administration de médicaments étudiés à ce jour comprennent les formulations de CQ-pectine (Musabayane et al., 2003), les nanoémulsions lipidiques ou le piégeage de PQ dans des liposomes (Green et al., 2004). Les polymères naturels biodégradables (albumine, gélatine, alginate, collagène et chitosan) et les polymères synthétiques (lactide, glycolide, poly(lactide-co-glycolide) (PLGA) ont été utilisés comme systèmes d'administration de médicaments, bien que leur durée de libération soit relativement courte (Rytting et al., 2008).

Liposomes

Les liposomes sont des vésicules lipidiques largement utilisées pour les formulations de médicaments à libération contrôlée. Les formulations de liposomes inhibent la clairance rapide en contrôlant la taille, la charge et l'hydratation de surface du médicament. Des études montrent que les liposomes sont des vecteurs efficaces de médicaments antipaludiques (Singh & Vingkar, 2008), comme en témoigne le fait qu'ils augmentent la biodisponibilité des dérivés de l'artéminisine (Gabriels & Plaizier-Vercammen, 2003) pour éviter la recrudescence du paludisme chez les animaux de laboratoire (Chimanuka et al., 2002). De plus, des rapports indiquent une libération prolongée de la Chlorquine (CQ) à partir de for-mulations de liposomes (Owais et. al., 1995) et de la Primaquine (PQ) (Dierling et Cui, 2005). En outre, des formulations de CQ et de PQ ciblant les érythrocytes et le foie (Singh et Vingkar, 2008) ont été développées.

Une sécurité et une efficacité accrues ont également été obtenues pour un large éventail de classes de médicaments, y compris des agents antitumoraux, des antiviraux, des antifongiques, des antimicrobiens, des vaccins et des thérapies géniques (Sharma et Sharma, 1997).

Implants en céramique

Les polymères (acide polylactique, gélatine ou chitosan) sont des matrices pour les particules céramiques qui peuvent introduire un médicament biodégradable sur mesure. Les implants céramiques en gélatine ont permis de maintenir des concentrations sanguines thérapeutiques constantes de CQ chez des animaux de laboratoire (Saparia et al., 2001).

Microémulsions

Les systèmes d'administration de médicaments en microémulsions contenant de l'eau, de l'huile et un agent actif sont utilisés dans la pratique pharmaceutique et médicale depuis les premiers jours. Des microémulsions de gomme arabique (polysaccharide ramifié) ont été développées pour la CQ (Vaziri & Warburton, 1994) et la PQ (Nishi & Jayakrishnan, 2004). Le médicament se couple de manière covalente via une liaison imine aux groupes aldéhydes générés par l'oxydation du polysaccharide avec du periodate et se transforme simultanément en microsphères. D'autres études indiquent une libération contrôlée et prolongée de CQ à partir de microsphères d'éthylcellulose (Patel et. al., 2006). Un polyphosphoester biodégradable, le phosphate de poly[[(cholestéryl oxo-carbonylamido éthyl) méthyl bis(éthylène) ammonium iodide] éthyle]. (PCEP) a également été signalé pour délivrer efficacement la CQ in vitro (Wen et al., 2004).

BRAIN

Le cerveau est un organe délicat, et l'évolution a mis au point des moyens très efficaces pour le protéger. De nombreux produits pharmaceutiques existants sont inefficaces dans le traitement des maladies cérébrales en raison de notre incapacité à les administrer efficacement et à les maintenir dans le cerveau.

Physiologie de la barrière hémato-encéphalique

Le problème majeur de l'administration de médicaments au cerveau est la présence de la BHE. La figure 3 donne un aperçu des deux principales barrières immunologiques, à savoir la BHE et le BCSF, et de leurs différents composants. Les médicaments qui sont efficaces contre les maladies du SNC et qui atteignent le cerveau via le compartiment sanguin doivent passer la BHE. Afin de développer des médicaments qui pénètrent bien la BHE pour présenter les effets thérapeutiques attendus sur le SNC, il est très important de comprendre les mécanismes impliqués dans l'absorption dans le cerveau et l'efflux à partir du cerveau. La fonction de la BHE est régulée de façon dynamique par diverses cellules présentes au niveau de la BHE (Pardridge et.al., 1991). Cette prise de conscience implique une meilleure compréhension de la relation entre le transport au niveau de la BHE et la structure et les propriétés physico-chimiques des médicaments.

Administration de médicaments à travers la barrière hémato-encéphalique

Les propriétés de barrière de la BHE ont pour effet de limiter la pénétration dans le cerveau d'un certain nombre de substances. Les mécanismes de transport sélectif présents au niveau de la BHE comprennent la diffusion, le transport médié par les transporteurs et l'endocytose médiée par les récepteurs, l'adsorption et l'endocytose en phase liquide (Abbott & Romero, 1996, Egleton & Davis, 1997) (Fig.4). Les transporteurs d'efflux de la BHE qui transportent activement les composés du cerveau vers le sang servent à maintenir l'homéostasie du cerveau mais limitent également l'absorption des composés thérapeutiques dans le SNC (Taylor, 2002).

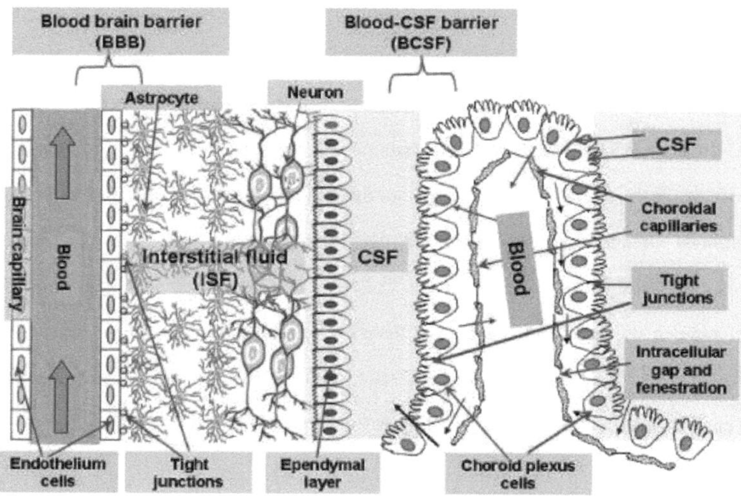

Figure 1.3 : Vue d'ensemble des deux principales barrières dans le SNC.

BCSF : barrière sang-cerveau et barrière sang-liquide céphalorachidien, ISF : liquide interstitiel, CSF : liquide céphalorachidien.

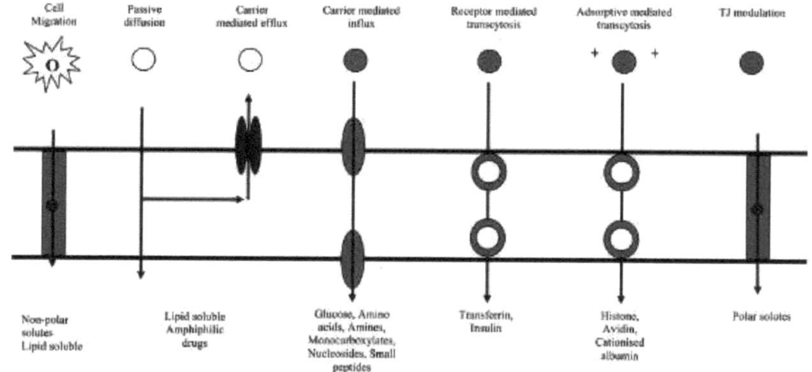

Figure 1.4 : Représentation des différents mécanismes de transport présents au niveau de la BHE.

Diffusion

La diffusion à travers la BHE est généralement transcellulaire puisque les jonctions serrées limitent la diffusion paracellulaire des solutés (Butt et al., 1990). Par conséquent, la lipophilie et le potentiel de liaison hydrogène d'un soluté déterminent sa capacité à diffuser dans le cerveau ; en général, une plus grande lipophilie et un potentiel de liaison hydrogène plus faible d'un composé sont associés à une plus grande diffusivité transcellulaire (Diamond & Wright 1969, Pardridge & Mietus, 1979).

Transport médié par un transporteur

Le transport médié par un transporteur au niveau de la BHE implique une interaction substrat-transporteur sur la surface endothéliale du cerveau. Le transport médié par les transporteurs est un processus saturable et est généralement classé en fonction des besoins énergétiques pour le transport et/ou le co-transport d'une autre substance (symport ou antiport) (Egleton & Davis, 1997). Il a été démontré que le transport de composés essentiels, y compris les acides aminés, les acides monocarboxyliques, les sucres et les nucléosides, à l'intérieur et/ou à l'extérieur du cerveau se fait par l'intermédiaire de transporteurs spécifiques médiés par des transporteurs. Des transporteurs ont été identifiés au niveau de la BHE pour des sucres comme le glucose et le mannose ; des acides aminés neutres comme la phénylalanine, la leucine et la tyrosine ; des acides aminés acides comme le glutamate et l'aspartate ; des acides aminés basiques comme l'arginine et la lysine ; les acides aminés binaires comme la b-alanine ; les acides monocarboxyliques comme le lactate, les corps cétoniques et d'autres acides gras à chaîne courte ; les amines comme la mépyramine ; les bases puriques adénine et guanine ; et les peptides comme la vasopressine (Tsuji & Tamai 1999, Tamai & Tsuji, 2000).

Endocytose

La BHE présente une endocytose réduite par rapport à d'autres tissus (Brightman et Reese, 1969) ; néanmoins, le transport vésiculaire (par endocytose médiée par les récepteurs, par adsorption ou par endocytose en phase liquide) joue un rôle important dans l'acheminement de plusieurs composés vers le cerveau. Il a été démontré que la transferrine, protéine de transport du fer liée au fer, est endocytée dans la microvasculature cérébrale via un mécanisme médié par les récepteurs (Fishman et al. 1987, Descamps et al., 1996). De même, il a été démontré que l'insuline et les lipoprotéines de basse densité (LDL) subissent une endocytose médiée par les récepteurs au niveau de la BHE (King & Johnson, 1958, Dehouck et. al., 1994). L'endocytose adsorptive a été identifiée comme le mécanisme d'absorption de certaines protéines cationisées (Kumagi et.al., 1987) et de certains peptides (Tamai et.al., 1997) dans le cerveau. L'endocytose en phase liquide a été démontrée in vitro dans des systèmes de culture de cellules de BHE bovines et humaines (Guillot et. al., 1990).

Efflux de médicaments

L'impact des transporteurs d'efflux sur la conception et l'administration de médicaments dans le SNC a été examiné (Taylor, 2002). Les médicaments (Bart et al., 2000, Potschka et al., 2002), les nutriments, les métabolites, les peptides, les hormones et les neurotransmetteurs (Banks, 1999) peuvent être activement transportés du cerveau vers le sang pour maintenir l'homéostasie du cerveau. Le transport actif hors du cerveau se fait par l'intermédiaire de transporteurs d'efflux localisés au niveau de la BHE, notamment la P-glycoprotéine (P-gp), les membres de la famille des protéines associées à la multirésistance aux médicaments (MRP), les transporteurs d'acides monocarboxyliques et les transporteurs d'ions organiques (Taylor, 2002). Il a été démontré que l'efflux à la BHE limite la pénétration dans le SNC de composés thérapeutiques tels que les médicaments anti-VIH (Hedaya et Sawchuk, 1989), les analgésiques, les antibactériens (Suzuki et. al., 1989), les antiépileptiques et les agents anticancéreux (Adkison et. al., 1994).

Il a été étudié que 100% des médicaments à grosses molécules et 98% des médicaments à petites molécules ne traversent pas la BHE. Pour qu'un médicament à petites molécules puisse traverser la BHE en quantités significatives, la molécule doit présenter deux caractéristiques importantes, comme une masse moléculaire inférieure à 400 Da et une solubilité lipidique élevée. Pour ces raisons, le ciblage des médicaments sur le cerveau devient plus difficile pour les industries pharmaceutiques. Plusieurs stratégies ont été étudiées (Fig.5) pour obtenir des résultats cliniques efficaces dans différentes pathologies du SNC.

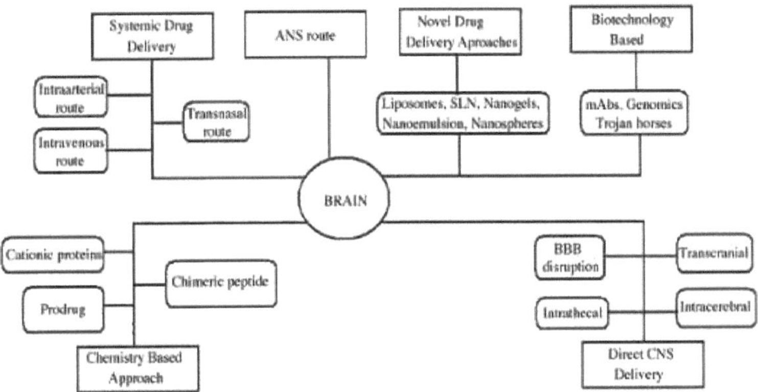

Figure 1.5 : Vue d'ensemble des différentes approches du ciblage du cerveau

ANS - système nerveux autonome ; CNS - système nerveux central ; BBB - barrière hémato-encéphalique ; mAbs - anticorps monoclonaux.

Les systèmes de support nanométriques sont largement utilisés pour l'administration ciblée de médicaments afin de gérer efficacement plusieurs types de troubles et de maladies. Les différents systèmes, dont les liposomes, les nanoparticules lipidiques solides (SLN), les dendrimères et les micelles mixtes, ont été largement explorés pour leur potentiel de ciblage. Mais certains problèmes sont associés à ces systèmes, par exemple les problèmes de stabilité, l'effet d'éclatement, la faible capacité de chargement des médicaments, la disponibilité inappropriée de groupes libres en surface pour la décoration des ligands/médicaments et la toxicité inhérente. Ces problèmes pourraient être résolus en utilisant des nanotubes de carbone.

NANOTUBES DE CARBONE

Les nanotubes de carbone (NTC) ont suscité récemment un grand intérêt en tant que nouvelles entités pour le diagnostic et le traitement de maladies expérimentales en raison de leurs propriétés uniques de transport d'électrons électroniques, mécaniques, thermiques, spectroscopiques, métalliques, semi-conductrices et supraconductrices ; ils acquièrent un noyau creux approprié pour stocker des molécules invitées ainsi que leur capacité à traverser les membranes cellulaires et contiennent le plus grand module élastique de tous les matériaux reconnus (Iijima 1991).

Les NTC sont des molécules de fullerène qui ont été entièrement décrites en 1991 par Sumio Iijima comme des coquilles tubulaires, toroïdales ou cylindriques de carbone graphitique, des allotropes de carbone sans soudure, bien ordonnés, à réseau plat et à rapport d'aspect élevé, dont le diamètre est de l'ordre du nanomètre. Ces nanomatériaux à base de carbone Les nanotubes de carbone (CNT), généralement connus sous le nom de buckytubes. (Iijima, 1991, Alina et. al. , 2012)

Les propriétés importantes des NTC, qui font d'eux un outil réputé plus que d'autres nanocarriers, sont les suivantes :-

- Une plus grande stabilité
- Biocompatibilité
- Non-immunogénicité
- Facilité de modification de la taille
- Potentiel élevé de chargement de médicaments (Martin & Kohli 2003).

Il existe deux principaux types de nanotubes de carbone : (Fig. 6)

1. Nanotubes à paroi simple (SWNT) et
2. Nanotubes à parois multiples (MWNT).

Comparaison des SWNT et MWNT avec leurs propriétés (Tableau 1)

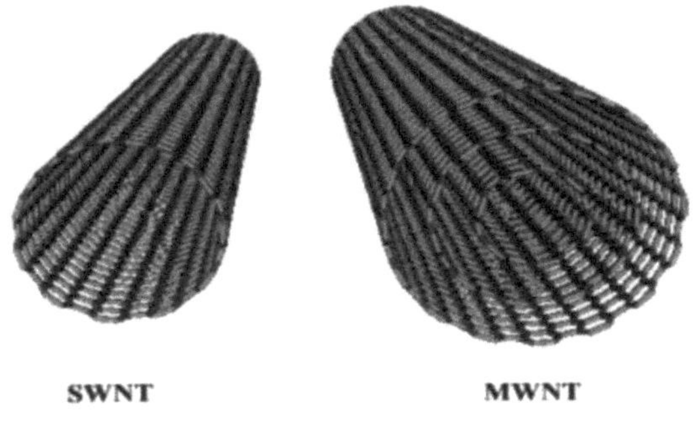

Figure 1.6 : Types de nanotubes de carbone

Les nanotubes de carbone à paroi simple se divisent en trois catégories (fig. 7).

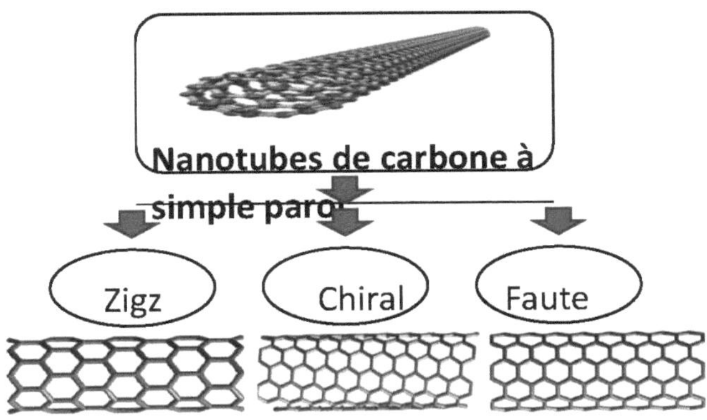

Figure 1.7 : Types de nanotubes de carbone à paroi simple

Tableau 1.1 : Types de nanotubes de carbone

Types	Nanotubes de carbone à paroi simple	Nanotubes de carbone à parois multiples
Structure	SWCNT	MWCNT
Diamètre	De 1 à 10 nm.	Aprox 5-30 nm.
Longueur	20-1000 nm.	1 à plusieurs μm.
Propriétés	Constitué d'une couche de feuille de graphème cylindrique	qui contiennent plusieurs feuilles de graphène concentriques

MÉTHODES DE SYNTHÈSE DES NANOTUBES DE CARBONE

La figure 8 décrit les méthodes générales de préparation de la synthèse des NTC ; la décharge en arc, l'ablation au laser, le dépôt chimique catalytique en phase vapeur (CCVD), (Nikolaev et. al., 1999) l'électrolyse et la co-conversion à haute pression (HiPco®), les procédés CoMoCat® sont quelques-unes des méthodes étudiées en détail pour la synthèse des NTC (Tasis et. al., 2003).

FONCTIONNALISATION

On peut les classer en deux catégories : (Fig. 9)

- Physique (non covalent) et

- Chimique (covalent, ou ionique).

La fonctionnalisation (ou dérivatisation) des NTC est utilisée pour attacher des groupes chimiques afin de modifier les propriétés et la manipulation des NTC. La fonctionnalisation physique comprend l'utilisation de tensioactifs, par exemple, pour exfolier et disperser les tubes. Elle se distingue de la fonctionnalisation chimique en ce qu'aucune liaison chimique directe n'est établie entre le tensioactif et le NTC, seules de faibles forces physiques (non covalentes) sont impliquées (par exemple, les forces de Vander Waals).

Toutes les méthodes de fonctionnalisation des nanotubes de carbone peuvent être divisées en deux grands groupes.

1. Fonctionnalisation de l'intérieur (endoédrique), (Hirsch, 2002) montrée dans la **Figure 10 (E)**, ce qui signifie que les nanotubes sont fonctionnalisés en les remplissant de différentes nanoparticules, ceci peut être réalisé soit par

i) Exploitation du phénomène de pénétration spontanée lorsque les nanotubes sont remplis de suspensions colloïdales, suivie de l'évaporation du liquide porteur ; ou par

ii) La chimie humide, lorsque les nanotubes sont remplis de certains composés, qui réagissent dans des conditions thermiques ou chimiques particulières et produisent des nanoparticules. Ces nanoparticules sont ensuite piégées dans les nanotubes.

2. Fonctionnalisation chimique de l'extérieur (exoédrique) (Hirsch, 2002) Figure 10 (A-D). Ce groupe peut également être subdivisé en trois sous-groupes basés sur le mécanisme d'attachement des différents groupes ou composés à la paroi latérale du nanotube :

I. Fonctionnalisation covalente en attachant des groupes fonctionnels aux extrémités ou aux défauts des nanotubes (Hirsch, 2002, Banerjee et.al 2005).

II. Fonctionnalisation covalente par "fonctionnalisation de la paroi latérale". (Hirsch, A. 2002, Banerjee et. al., 2005).

III. La fonctionnalisation exoédrique non covalente, par exemple l'enveloppement des nanotubes par des polymères (Hirsch, 2002).

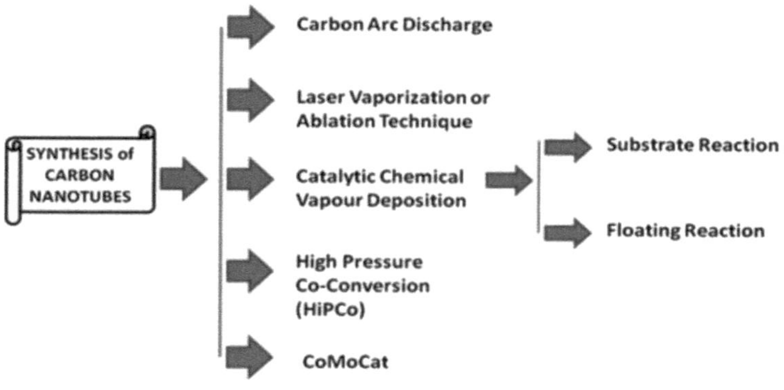

Figure 1.8 : Synthèse des CNTs

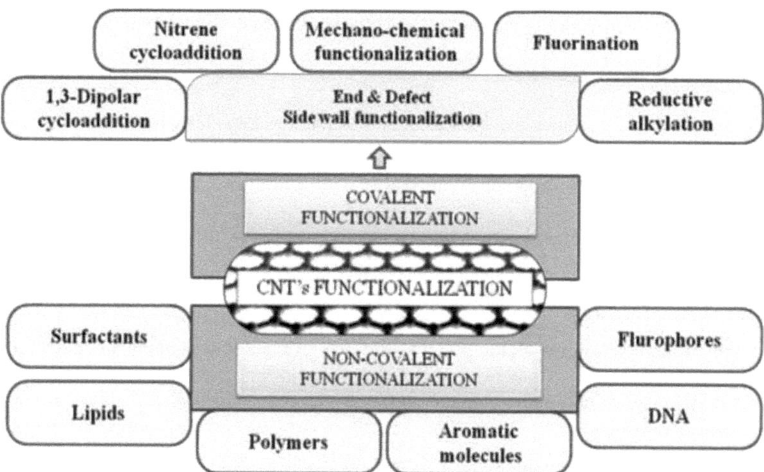

Figure 1.9 : Approches de la fonctionnalisation des NTC

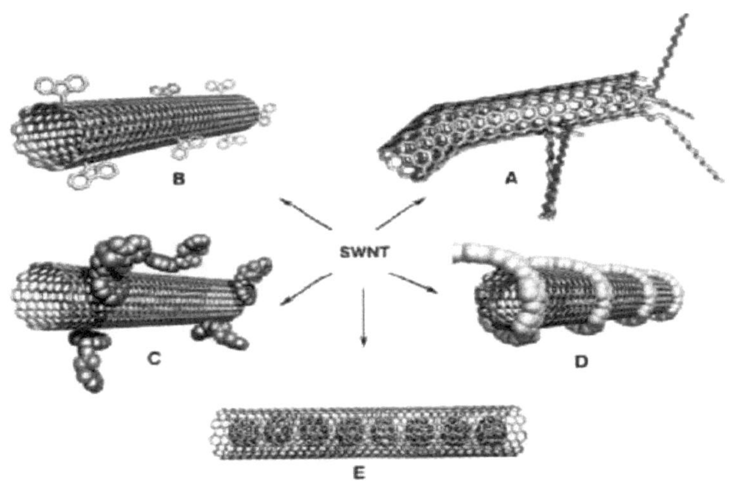

Figure 1.10 : Possibilités de fonctionnalisation des SWNT : A) fonctionnalisation des groupes de défauts, B) fonctionnalisation covalente des parois latérales, C) fonctionnalisation non covalente avec des surfactants, D) fonctionnalisation exoédrique non covalente avec des polymères, et E) fonctionnalisation endoédrique.

APPLICATIONS DES NTC

⇨ Les NTC peuvent offrir les avantages suivants par rapport à d'autres systèmes colloïdaux :

- Biocompatible et non immunogène.
- Non biodégradable.
- L'administration intracellulaire est possible.
- Présenter une cytotoxicité minimale (sur la base du test in vitro).
- Excrété par l'urine 96% et 4 % par les fèces.
- Structure ordonnée avec un rapport d'aspect élevé
- Poids ultra léger.

- Il présente une extrémité ouverte des deux côtés, ce qui rend la surface interne accessible et l'incorporation ultérieure d'espèces dans les nanotubes est particulièrement facile.

- Les nanotubes ont un volume intérieur plus long par rapport à leur diamètre.

- Les NTC sont capables de pénétrer dans les cellules par un mécanisme spontané grâce à leur forme tubulaire et en aiguille.

- Il possède une surface interne et externe distincte, qui peut être modifiée de manière différentielle pour une fonctionnalisation chimique ou biochimique.

⇨ **Aspects de la livraison des NTC**

- Dans le ciblage du cerveau

- Tumeur/ thérapie du cancer

- Système lymphatique

- Traitement du VIH/SIDA

- Délivrance des gènes

- fourniture du vaccin

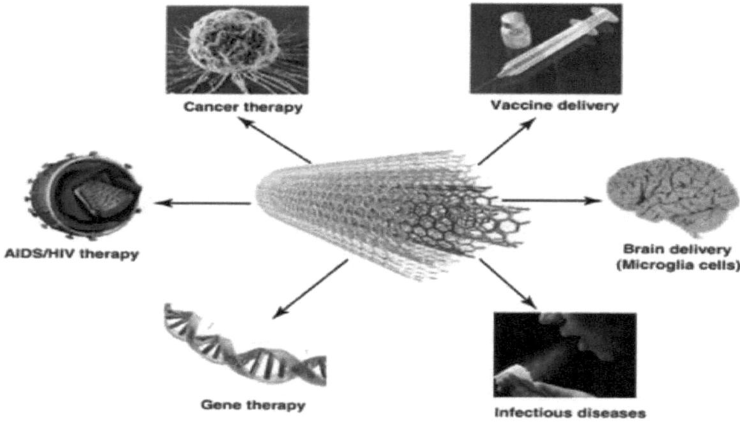

Figure 1.11 : Applications des NTC

⇨ **Applications potentielles des NTC.**

1. Stockage de l'énergie

   - Stockage de l'hydrogène

   - Intercalation du lithium

   - Supercondensateurs électrochimiques

2. L'électronique moléculaire avec les CNT

   - Dispositifs émetteurs de champ

   - Transistors

3. Nanosondes et capteurs

4. Matériaux composites

5. Modèles

6. Stockage de l'énergie

7. Stockage électrochimique du lithium

8. Intercalation de l'hydrogène en phase gazeuse

9. Supercondensateurs

10. L'électronique moléculaire

   - Dispositifs d'émission de champ

   - Transistors

   - Transistor à électron unique

MÉTHODES DE CARACTÉRISATION DES CNT

La morphologie des NTC peut être caractérisée par la microscopie électronique à transmission (TEM) ou la microscopie électronique à balayage (SEM). La première peut donner les structures des parois des NTC, et la seconde peut montrer l'aspect extérieur des NTC. Les spectres de balayage UV-vis peuvent être utilisés pour examiner les CNT fonctionnalisés afin de vérifier la stabilité du complexe attaché de manière covalente aux CNT et la lixiviation éventuelle du complexe. La spectroscopie FT-IR peut montrer quels types de groupes sont introduits sur les surfaces des CNT. Les schémas de diffraction des rayons X (XRD) des

MWNT peuvent prouver que les MWNT modifiés ont toujours la même structure de paroi cylindrique que les MWNT bruts et que l'espacement inter-planétaire de tous les échantillons reste le même. La perte de masse donnée par l'analyse thermogravimétrique (TGA) peut également montrer quels groupes se développent sur les surfaces des CNT. La preuve de la modification des MWNTs provenant du spectre XPS peut révéler l'état chimique de la surface, et peut être utilisée pour calculer la teneur en éléments sur la surface des MWNTs par la surface de chaque élément. La teneur en poids des éléments peut indiquer la présence de groupes (Salavati-Niasari & Bazarganipour, 2008).

Tableau. 1.2 Les caractéristiques des nanotubes de carbone en un coup d'œil

S No.	PROPRIÉTÉS	DÉTAILS
1.	Origine	Origine de la suie en 1991 par Iijima.
2.	Forme	Forme tubulaire et aiguille
3.	Famille	Fullerènes, Troisième forme allotropique du carbone
4.	Types	SWCNTs et MWNTs
5.	Méthode de synthèse	(i) Décharge d'arc. (ii) Ablation au laser. (iii) L'électrolyse (iv) CVD (v) Processus CoMoCat
6.	Solubilité	Insoluble dans tous les solvants organiques
7.	Purification	Oxydation, filtration, sonication Chromatographie, centrifugation, sédimentation sélective.
8.	Biocompatibilité	Biocompatible.
9.	Biodégradabilité	Non biodégradable
10	Demi-vie dans la circulation sanguine	3-3,5 heures
11.	Absorption cellulaire	Bon
12.	Excrétion	Excrété par les urines (94%), les fèces (6%)
13.	Immunogénicité	Non-immunogène
14.	Voies d'administration	Toutes les voies (c.-à-d. i.v., i.m., topique, orale, etc.)
15.	Cytotoxicité	Faible (sur la base d'un test in-vitro)

⇨ Jinfeng et al. (2012) ont expliqué qu'un système d'administration de médicaments à double cible basé sur des nanotubes de carbone multiparois oxydés (O-MWNT) modifiés avec de l'angiopep-2 (O-MWN Ts-PEG -ANG) a été développé avec succès pour le traitement du gliome cérébral.

⇨ Wohlfart et al, (2012) décrit la livraison de médicaments, qui ne sont généralement pas en mesure de traverser la BHE, dans le cerveau a été confirmée par les études de biodistribution et les essais pharmacologiques chez les rongeurs et les nanoparticules polymériques biodégradables administrées par voie intraveineuse chargées de doxorubicine ont été utilisées avec succès pour le traitement du glioblastome expérimental.

⇨ Kesharwani et al. (2012) se concentre sur les applications potentielles et une compilation de diverses lignées de cellules cancéreuses utilisées pour évaluer l'efficacité des NTC sur une plateforme afin d'aider les chercheurs à explorer une autre dimension des NTC dans le traitement du cancer.

⇨ Murambiwa et al, (2011) ont examiné que la formulation et l'évaluation de nouveaux systèmes d'administration de médicaments sont non seulement moins coûteux que le développement de nouveaux médicaments, mais peuvent également améliorer l'administration des antipaludiques aux taux souhaités et évaluer l'efficacité thérapeutique des antipaludiques existants et évaluer la faisabilité du développement de nouvelles formulations et systèmes d'administration.

⇨ Radhika et al. (2011) ont passé en revue les transporteurs endogènes qui jouent un rôle dans le transport des médicaments vers le cerveau, l'administration de médicaments dans le cerveau ainsi que ses limites et ont discuté des nouvelles voies d'administration de médicaments dans le cerveau.

⇨ Alam (2010) décrit diverses approches novatrices, notamment des approches basées sur les nanotechnologies comme les nanoparticules, les liposomes, l'approche de l'administration médiée par les anticorps et l'application de la génomique au ciblage des médicaments dans le cerveau, qui donneront un aperçu aux chercheurs, aux universitaires et aux industriels.

⇨ Mehra et al. (2008) ont passé en revue les applications biomédicales des NTC et ont également discuté des perspectives futures des nanotubes de carbone en tant que modules d'administration de médicaments.

⇨ Shen et al. (2007) ont discuté de la préparation de quatre différents nanotubes de carbone amino-fonctionnalisés.

⇨ Jain et al. (2007) ont examiné le profil toxicologique des nanotubes de carbone et étudié les différents aspects de l'utilité des nanotubes de carbone dans l'administration de médicaments.

⇨ L'approche d'immunomodulation suggérée par Golenser et al. (2006) est basée sur la forte probabilité que le paludisme cérébral soit le résultat d'un processus immunopathologique. P. falciparum initie la chaîne multifactorielle d'événements menant à la CM létale et, après un certain stade, il est impossible d'arrêter la progression même en utilisant des médicaments antipaludiques.

⇨ Kang et al. (2006) ont expliqué les différentes propriétés physiques des nanotubes de carbone et ont prouvé qu'il s'agissait d'une nanofibre intelligente.

⇨ Lacerda et al. (2006) ont expliqué les nanotubes de carbone comme une nanomédecine et ont également décrit les différents aspects toxicologiques et pharmacologiques des nanotubes de carbone.

⇨ Li et Zhang (2006) ont discuté de la méthode basée sur l'oxydation pour la découpe des nanotubes de carbone.

⇨ Bianco et al. (2005) ont examiné les propriétés des nanotubes de carbone pour l'administration de molécules thérapeutiques et diverses applications biomédicales des nanotubes de carbone fonctionnalisés.

⇨ Iijima S., (1991) a parlé des nanotubes de carbone au cours de leur observation TEM de la suie de carbone.

e **M**aludisme est l'un des principaux problèmes de santé causés par un protozoaire appartenant au genre *plasmodium*. Il s'agit d'une maladie qui, dans le passé, a tué des centaines de millions de personnes et changé le cours de l'histoire. Le paludisme est causé par *P. vivax, P. malariae, P. ovale* classés comme "paludisme récidivant" parce qu'ils ont un stade de développement secondaire exoérythrocytaire, qui fournit un réservoir de parasites pour la réinfection des érythrocytes. En revanche, *P. falciparum* n'a pas de stade exoérythrocytaire dans son cycle de vie. Le paludisme cérébral comprend les reflets cliniques du paludisme à plasmodium falciparum qui provoque des altérations de l'état mental et parfois, le coma. Il s'agit de l'infection causée par le plasmodium falciparum, un parasite protozoaire qui provoque le paludisme chez l'homme. Il s'agit d'une maladie intense du cerveau, provoquant des lésions en forme d'anneau dans le cerveau, accompagnées de fièvre. La marque histopathologique de cette affection cérébrale est la ségrégation des capillaires et des veinules cérébraux avec des globules rouges parasités (PRBC) et des globules rouges non parasités (NPRBC). Le patient doit être traité le plus tôt possible, car le paludisme cérébral est fatal dans les 24 à 72 heures. Elle se caractérise par un blanchiment de la rétine, ce qui permet de la distinguer des autres causes de fièvre. Ses facteurs de risque sont principalement les enfants de moins de 10 ans, vivant en particulier dans des régions où le paludisme est endémique.

Les mécanismes qui jouent un rôle important dans le franchissement de la BHE sont les suivants : la diffusion passive, qui dépend principalement de la lipophilie de la molécule ; la P-glycoprotéine (P-gp), une protéine ATP-dépendante qui agit comme une pompe d'efflux ; le transport médié par un transporteur qui utilise des systèmes de transport spécifiques ; et la transcytose, soit par l'intermédiaire d'un récepteur (médié par un récepteur), soit par des interactions électrostatiques (médié par une absorption).

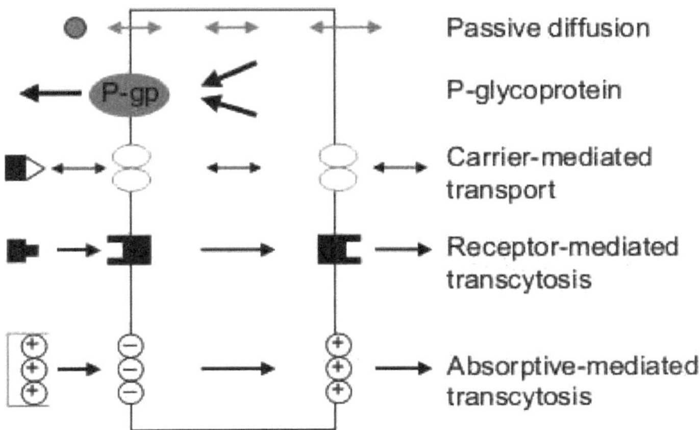

Figure 1.12 : Mécanismes de transport à travers la barrière hémato-encéphalique (BHE)

APPROCHES BASÉES SUR LES RÉCEPTEURS

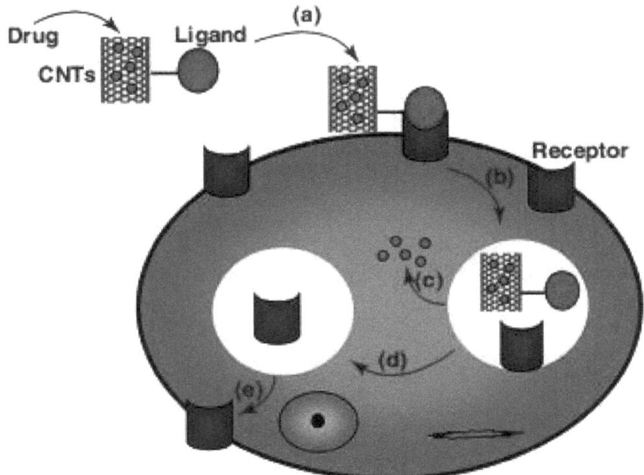

Figure 1.13 : Représentation schématique de l'endocytose des NTC médiée par les récepteurs (a) association des récepteurs aux NTC chargés de médicaments conjugués à un ligand, (b) absorption endosomale des conjugués, (c) libération du médicament au site ciblé, (d) formation de vésicules de recyclage et (e) régénération des récepteurs.

NANOTUBES DE CARBONE

Le système CNT offre certains avantages intéressants par rapport aux systèmes sphériques et autres, tels que les nanotubes ont un grand volume intérieur (par rapport aux dimensions du tube), qui peut être rempli avec n'importe quelle espèce chimique ou biochimique souhaitée, allant des petites molécules aux protéines. Les f-MWCNTs transportent les produits biologiques, radiologiques et chimiques de la meilleure façon possible pour le ciblage. Un autre avantage intéressant par rapport aux liposomes est que les f-MWCNT n'utilisent pas le mécanisme d'endocytose pour pénétrer dans les cellules et se comportent comme des nano-aiguilles, traversant la membrane cellulaire sans provoquer de mort cellulaire. Mais dans le cas des liposomes et des dendrimères, le mécanisme d'endocytose est utilisé pour délivrer les bioactifs, mais il s'arrête avant d'atteindre le cytoplasme. Au contraire, les MWCNTs fonctionnent sur les deux types de mécanismes, y compris l'endocytose et le processus spontané. Ainsi, les f-MWCNTS fournissent une meilleure plateforme pour protéger les bioactifs de la dégradation dans le milieu endosomal et donc une meilleure efficacité bioactive intracellulaire pourrait être obtenue. L'enrobage des MWCNT avec différents types de polymères, de biopolymères, de ligands sur leur surface, tels que des polymères hydrophiles, comme le PEG, pour leur permettre de circuler longtemps, pourrait améliorer l'activité thérapeutique des bioactifs chargés. La fonctionnalisation des MWCNT améliore leur efficacité, en raison de leur capacité d'internalisation accrue ou d'une absorption intracellulaire efficace, tout en augmentant leur dispersibilité. Par conséquent, les f-MWCNT pourraient créer la possibilité de charger le médicament à l'intérieur des nanotubes avec une charge biochimique particulière, tout en conférant des caractéristiques chimiques à la surface extérieure qui la rendent biocompatible.

Chapitre 2

Profil du médicament

CHAPITRE 2

ARTESUNATE

Synonymes : hydrogénosuccinate de (3R,5aS,6R,8aS,9R,10S,12R,12aR)-Décahydro-3,6,9-triméthyl 3,12-époxy-12H-pyrano(4,3-j)-1,2-benzodioxépine-10-ol.

STRUCTURE :

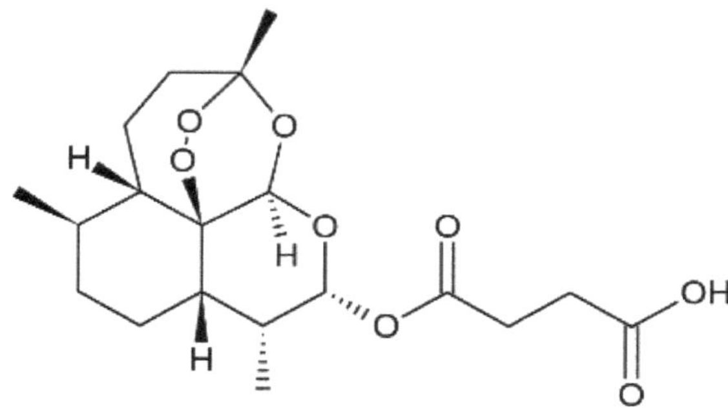

Structure chimique de l'artésunate

PROPRIÉTÉS :

Formule moléculaire : $C_{19}H_{28}O_8$

Masse moléculaire : 384,421 g/mol

Poids moléculaire : 384,42

Formulaire : Solide

Solubilité : Soluble dans le DMSO (25 mg/mL) et l'éthanol (25 mg/mL).

Point de fusion : 131-135 °C

SPÉCIFICATIONS

Pureté : 98%

Aspect physique : blanc

DESCRIPTION

L'artésunate est un dérivé de l'artémisinine et appartient à une classe aux propriétés antimicrobiennes. L'Artemisia annun est une plante dont les anciens manuscrits chinois font état de l'utilité pour le traitement des fièvres et du paludisme. Des tests visant à identifier le composé antipaludéen présent ont permis d'isoler l'artémisinine, un nouveau sesquiterpène avec un groupe endoperoxyde. L'artémisinine agit contre le parasite du paludisme d'une manière très différente de la quinine et de la plupart des antipaludéens synthétiques à base de quinoléine. Plusieurs grands essais ont montré l'efficacité de l'artémisinine, mais les analogues plus solubles que sont l'artéméther et les artésunates sont maintenant largement utilisés et sont recommandés par l'OMS comme antipaludiques dans les zones résistantes à la chloroquine. L'artésunate a été testé contre 55 lignées cellulaires et a démontré une activité anticancéreuse.

L'artésunate étant un médicament très sensible à l'humidité, le mélange de couches d'artésunate a été préparé par la méthode de granulation à sec et le mélange de couches de chlorhydrate d'amodiaquine a été préparé par la méthode de granulation humide. L'artésunate se dégrade principalement en raison de la teneur en eau (>1%), de la température élevée (80oC à l'état sec) et peut-être de la fraction 4-aminoquinoléine (Khedkar, 2008, Chakraborti, 2007). L'artésunate est un dérivé de l'artémisinine et son métabolite actif est la dihydroartémisinine. La biodisponibilité, la demi-vie d'élimination et le volume de distribution sont respectivement de 86,4 %, 40-95 minutes et 1,85 litre/kg (Modi & Patel, 2011).

Les solutions d'artésunate sont disponibles pour une injection intramusculaire ou intraveineuse. Les comprimés d'artémisinine ou d'artésunate et les capsules d'artéméther sont disponibles pour une administration orale.

la posologie. Les suppositoires d'artémisinine et d'artésunate sont de plus en plus utilisés. Lorsque l'un des médicaments à base d'artémisinine est utilisé en monothérapie pour le paludisme non compliqué, qu'il soit administré par voie orale, par injection intramusculaire, par injection intraveineuse ou par suppositoire, les délais moyens d'élimination des parasites et de la fièvre sont plus courts de plusieurs heures qu'avec les autres antipaludiques.

MÉCANISME D'ACTION :

Artésunate et Artéméther : Ces peroxydes de sesquiterpène sont des médicaments antipaludiques puissants et à action rapide qui présentent une toxicité humaine relativement faible. Ils sont actifs contre les stades sanguins, en particulier chez les patients présentant des manifestations graves, telles que le paludisme cérébral et les infections palustres résistantes à la chloroquine. Ils possèdent une activité contre les stades érythrocytaires du paludisme humain et n'ont aucun effet sur le foie ou le stade exoérythrocytaire du parasite ; leur activité gamétique n'est pas claire. Ils sont surtout utiles dans le traitement de l'œdème cérébral menaçant la vie (Craig & Stitzel 1994). Le schizonticide sanguin, réduit le taux de portage des gamétocytes (Murambiwa et. al. , 2011).

HALF-LIVRE BIOLOGIQUE :

Dans les études menées sur des volontaires, l'artésunate a été éliminé très rapidement (en quelques minutes) par biotransformation en dihydroartémisinine, qui a été éliminée par avec une demi-vie d'environ 45 minutes.

STABILITÉ/ DURÉE DE CONSERVATION

L'artésunate est le sel de sodium de l'ester hémisuccinate de l'artémisinine. Il est soluble dans l'eau mais présente une faible stabilité dans les solutions aqueuses à pH neutre ou acide. Dans la forme injectable, l'acide artésunique est aspiré dans du bicarbonate de sodium pour former de l'artésunate de sodium immédiatement avant l'injection.

FORMULATIONS/PRÉPARATIONS

L'artésunate est distribué sous forme de poudre d'acide artésonique. Celle-ci est dissoute dans du bicarbonate de sodium (5%) pour former de l'artésunate de sodium. La solution est ensuite diluée dans environ 5 ml de dextrose à 5% et administrée par injection intraveineuse ou par injection intramusculaire dans la partie antérieure de la cuisse. La solution doit être préparée fraîchement pour chaque administration et ne doit pas être conservée.

DOSAGE

ParentéralePaludisme à falciparumAdulte

: 2,4 mg/kg par voie IM ou IV. Répéter 12 heures et 24 heures plus tard, puis une fois par jour par la suite.

Enfant : 2,4 mg/kg par voie IM ou IV. Répéter 12 heures et 24 heures plus tard, puis une fois par jour par la suite.

PHARMACOCINÉTIQUE

Absorption : Après administration orale, l'absorption est rapide. La majeure partie de l'artésunate est rapidement biotransformée, principalement par les estérases plasmatiques, en un métabolite actif, la dihydroartémisinine (DHA).

Distribution : Il a été démontré que le DHA s'accumule considérablement dans les érythrocytes infectés par P. falciparum. L'artésunate ne se lie pas significativement aux protéines.

Métabolisme : L'artésunate est largement hydrolysé par les estérases plasmatiques et peut-être aussi par le CYP2A6. On présume que son principal métabolite, la DHA, est responsable de la majeure partie de l'activité antipaludique in vivo. La DHA est encore métabolisée par glucuronidation avant d'être excrétée.

Élimination : La demi-vie plasmatique de l'artésunate est de 3 à 29 minutes. Le métabolite actif, l'ADH, a une demi-vie plasmatique de 40 à 95 minutes. Les modes d'excrétion de la DHA n'ont pas été complètement élucidés.

EFFETS INDÉSIRABLES / EFFETS SECONDAIRES DE L'ARTÉSIEN

- Réticulocytopénie transitoire et réversible,
- Fièvre médicamenteuse,
- Éruption cutanée,
- Bradycardie,

- Bloc cardiaque transitoire du 1er degré et
- Élévation réversible des transaminases sériques.

INTERACTIONS MÉDICAMENTEUSES DE L'ARTÉSUNATE (ARTESUNATUM)

- Action antipaludique potentialisée par des médicaments oxydants.
- Effet additif observé avec la chloroquine.
- Effet antagoniste observé avec la pyriméthamine et les sulfamides.
- Autres : Méfloquine, primaquine, tétracycline.

Certains produits commercialisés et fabricants d'artésunate :

PRODUIT	NOM DE LA MARQUE	SOCIÉTÉ
Comprimé d'artésunate 50mg	Onglet ARTECIEN	Cian Health Care Pvt. Ltd.
Artésunate 60 mg	Qnate 60 injection	Elfin Pharma Pvt. Ltd.
α-β arteether 150mg + huile d'arachide q.s.	Apother	Apx lifesciences
Artésunate	Artrin	Uniroyal biotech
Artésunate 60 mg. Ampoule.	Malgon	Sunpro Pharma
Artésunate 60 mg	Aponte	Apx lifesciences

Profil analytique :

- Gandhi et al, (2012) ont rapporté une méthode RP-HPLC simple et sensible pour l'estimation simultanée de l'artésunate et de l'amodiaquine avec Hypersil Gold C18 (250 × 4,6 mm i.d.) en utilisant une phase mobile d'acétonitrile et de tampon dihydrogène phosphate de potassium 25 mM (70:30, v/v) à un débit de 1 ml/min en utilisant l'artéméther comme standard interne et la détection par détecteur UV/VIS a été effectuée à 220 nm.

- Stringham et al. (2009) ont rapporté une évaluation par chromatographie liquide à haute performance de l'artémisinine, matière première de la synthèse de l'artésunate.

- Gaudin et al. (2007) ont rapporté les conditions chromatographiques suivantes : acétonitrile:tampon phosphate de potassium 10 mM (40:60, v:v ; pH 2,9) à 0,7 mL min-1 avec détection UV à 220 nm en utilisant une colonne courte X-Terra RP C18 (50 mm × 3 mm, 3,5 µm).

Chapitre 3

Préformulation

PLes études de reformulation sont nécessaires pour assurer le développement d'une forme galénique stable, efficace sur le plan thérapeutique et sûre. Les études de préformulation, qui ont été réalisées dans ce projet, comprennent l'identification du médicament, l'analyse de la solubilité et le coefficient de partage.

Analyse et identification des drogues :

L'artésunate a été fourni par Solisto Pharma Sagar, M.P. India comme échantillon gratuit. L'authentification du médicament a été faite en caractérisant certaines propriétés et en les comparant aux normes officielles ou à celles décrites dans la littérature.

Point de fusion :

Un appareil à point de fusion capillaire a été utilisé en remplissant des capillaires scellés d'un côté pour déterminer le point de fusion du médicament. Il a été trouvé dans la gamme de 130-135oC.

Propriétés physiques :

L'apparence, l'odeur et l'hygroscopicité du médicament ont été observées et sont présentées dans le tableau 3.1.

Tableau 3.1 : Propriétés physiques de l'artésunate

Couleur	poudre cristalline blanche
Odeur	Sans odeur
Hygroscopicité	Hygroscopique

Solubilité :

La solubilité est la quantité maximale d'un soluté qui peut être dissoute dans une certaine quantité de solvant ou une certaine quantité de solution à une température donnée. L'artésunate

(10 mg) a été mis en suspension dans 5 ml de différents solvants à température ambiante dans des tubes à essai fermés hermétiquement et agités sur un agitateur à poignet pendant 24 heures. Les profils de solubilité de l'artésunate dans différents solvants sont présentés dans le tableau 3.2.

Tableau 3.2 : Profil de solubilité de l'artésunate

Solvants	**Solubilité**
Eau distillée	Moins soluble
PBS (pH 7,4)	Non soluble
Méthanol	Soluble
Éthanol	Entièrement
Diméthylsulfoxyde	Soluble
DMF	Soluble

Coefficient de partage :

Le coefficient de partage est défini comme le rapport entre le médicament unionisé distribué entre la phase organique et la phase aqueuse à l'équilibre.

$$P_{o/w} = [C_o/C_w.] \text{ équilibre}$$

Où,

$P_{O/W}$ = Coefficient de partage du médicament

C_O = concentration du médicament dans l'octanol

C_W = concentration du médicament dans l'eau

Le coefficient de partage de l'artésunate a été déterminé dans n-octanol : eau et n-octanol : PBS (pH 7,4). Cinq mg de médicament ont été pesés avec précision et transférés dans une fiole volumétrique de 25 ml contenant 5 ml de n-octanol et 5 ml de PBS (pH 7,4). Le mélange a été agité sur un agitateur à mouvement de poignet (Yorco, New Delhi) pendant 24 heures. Les deux phases ont été séparées à l'aide d'une ampoule à décanter et la phase aqueuse a été analysée pour déterminer la quantité de médicament après dilution appropriée à l'aide d'un spectrophotomètre UV (1800-Simadzu Japon). La concentration dans la phase organique a été déterminée par la différence entre la concentration initiale et la concentration dans la phase aqueuse après 8 heures d'agitation. Les coefficients de partage de l'artésunate dans deux systèmes de solvants sont présentés dans le tableau 3.3.

Tableau 3.3 : Coefficient de partage de l'artésunate

Système de solvant	Coefficient de partage (Log P)
n-Octanol : Eau	1.59
n-Octanol : PBS (pH 7,4)	1.52

Études spectroscopiques :

La spectrophotométrie UV-visible a été utilisée comme outil d'identification de divers médicaments pour obtenir des informations spécifiques liées à la partie chromophore de la molécule. Les molécules organiques en solution, lorsqu'elles sont exposées à la lumière dans la région UV-visible du spectre, absorbent la lumière d'une longueur d'onde particulière en fonction du type de transition électronique associée à l'absorption.

Absorption Maxima (λ_{max}) :

La solution de médicament (10µg/ml) dans l'éthanol a été placée dans une cuvette et scannée dans la gamme 200-400 nm sur un spectrophotomètre UV (Shimadzu-1800, Japon). Il s'est avéré que le médicament présentait un maximum à 209 nm (Fig. 3.1), et toutes les mesures ultérieures ont donc été effectuées à 209 nm.

Spectroscopie infrarouge :

Le spectre infrarouge de tout composé ou médicament donne des informations sur les groupes fonctionnels ou la nature de ce composé particulier. Les spectres IR de l'artésunate ont été réalisés sur un spectrophotomètre FTIR (Shimadzu, Japon) (Figure 3.2). Les différents pics du spectre IR ont été interprétés pour différents groupes (Tableau 3.4).

Peak Pick

No.	P/V	Wavelength nm.	Abs.
1		341.80	0.444
2		298.40	0.482
3		245.60	0.335
4		209.20	0.196

Measurement Properties
Wavelength Range (nm.):   200.00 to 400.00
Scan Speed: Fast
Sampling Interval: 0.2
Auto Sampling Interval: Enabled
Scan Mode: Single

Instrument Properties
Instrument Type: UV-1800 Series
Measuring Mode: Absorbance
Slit Width: 1.0 nm
Light Source Change Wavelength: 340.0 nm
S/R Exchange: Normal

Attachment Properties
Attachment: None

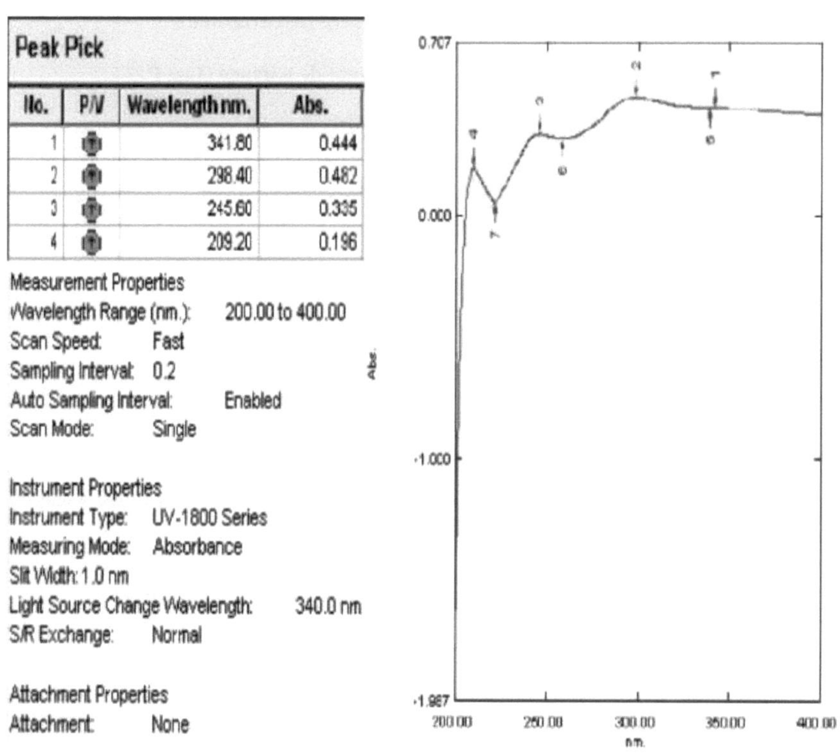

Figure 3.1 : Spectre UV de l'artésunate

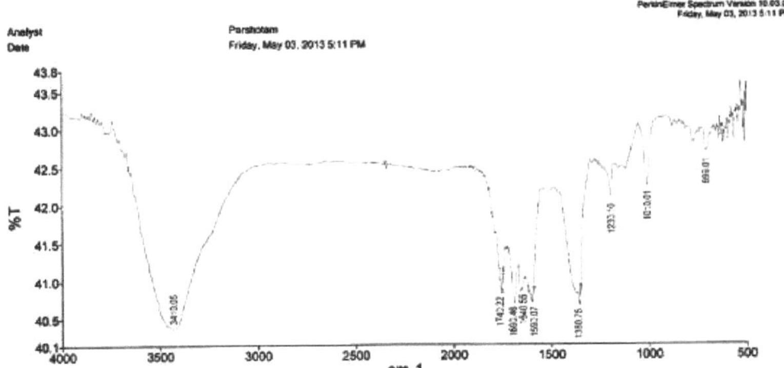

Figure 3.2 : Spectre infrarouge de l'artésunate (échantillon)

Tableau 3.4 : Interprétation spectrale de l'artésunate

Fréquence (cm-1)	Mode vibration
3410.05	étirement O-H
1690.46	étirement C=O
1740.22	étirement de la cétone C=O
1640.55	étirement de l'amide C=O
699.01	$_{CH2}$ ciseaux
1010.01	Flexion CH3

Préparation de la courbe standard :

Spectroscopie UV-visible :

Préparation de la courbe standard d'artésunate dans l'éthanol :

100 mg d'artésunate, pesés avec précision, ont été transférés dans une fiole volumétrique de 100 ml, dissous dans une petite quantité d'éthanol et complétés avec de l'eau pour obtenir des

solutions mères standard de 1000 µg/ml. Dix ml de solution standard ont été prélevés et dilués dans 100 ml d'eau. Diverses aliquotes de différentes concentrations allant de 5 à 50 µg/ml ont été préparées en transférant 0,5, 1,0, 1,5, 2,0...... jusqu'à 5,0 ml de volume de solution mère (100 µg/ml) dans des fioles volumétriques de 10 ml et en complétant le volume à 10 ml avec de l'eau. L'absorbance de ces solutions a été déterminée à 209 nm à l'aide d'un spectrophotomètre UV (Tableau 3.5 et Figure 3.3).

Tableau 3.5 : Courbe standard de l'artésunate dans l'éthanol à λ_{max} 209

Concentration (µg/ml)	Absorbance	Paramètre statistique
5	0.014	
10	0.030	
15	0.083	
20	0.121	
25	0.161	$y = 0,01047x + - 0,07069$
30	0.232	$R^2 = 0.986$
35	0.299	
40	0.370	
45	0.412	
50	0.450	

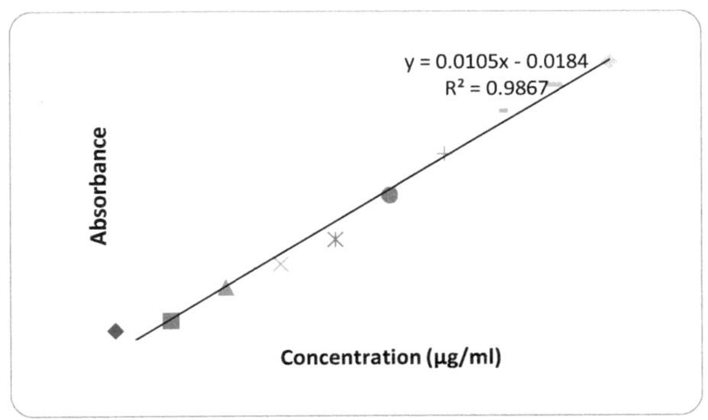

Figure 3.3 : Courbe standard de l'artésunate dans le méthanol à λ_{max} 209

Résultats et discussion :

Les études d'identification du médicament suggèrent que le médicament fourni par Solisto Pharma (Inde), correspond aux normes rapportées dans la littérature pour l'identité et la pureté.

Le profil de solubilité du médicament dans différents solvants à température ambiante indique que le médicament est librement soluble dans les solvants organiques (éthanol et DMSO) et pratiquement insoluble dans le PBS et l'eau. Le coefficient de partage du médicament dans le n-octanol : eau a été trouvé à 1,59, ce qui indique la nature lipophile du médicament. Les maxima d'absorption (λmax) de l'artésunate ont été trouvés à 209 nm dans l'éthanol. Le spectre IR du médicament confirme la présence de différents groupes fonctionnels.

La courbe standard d'artésunate a été préparée dans l'éthanol. Le coefficient de corrélation a été trouvé à 0,986 pour la courbe standard du médicament dans l'éthanol. Ceci indique une bonne linéarité de la concentration d'artésunate (5-50µ g/ml) par rapport à l'absorption. La loi de Beer-Lambert a été suivie dans la gamme de concentration de 5-50 µg/ml et les équations de la ligne droite ont également été dérivées pour calculer divers paramètres.

Chapitre 4

Purification,
fonctionnalisation
& Caractérisation des

Dans le scénario actuel, les nanotubes de carbone (NTC) ont attiré une attention croissante et font l'objet d'études de modification de surface avec un ligand de ciblage afin d'offrir un niveau soutenu/contrôlé de médicament et d'accomplir la cible cellulaire avec une spécificité accrue. Les NTC sont des nanomatériaux de carbone hybridés sp2 tridimensionnels uniques qui ont attiré une attention considérable en tant que nano-architecture alternative " sûre et efficace " pour les applications biomédicales en raison de leurs propriétés physico-chimiques uniques telles que la biocompatibilité, la non-immunogénicité, l'efficacité de charge élevée, le rapport d'aspect élevé, la flexibilité structurelle, la nature non cytotoxique et non biodégradable.

La solubilité est une propriété importante pour le traitement des NTC, même en ce qui concerne leur purification. La fonctionnalisation par des réactions chimiques avec une molécule étendue, c'est-à-dire la conjugaison, nécessite la génération d'un groupe fonctionnel à la surface des NTC, qui aide à la modification ultérieure. La fixation d'un groupe chimique spécifique par liaison covalente aux MWCNT a suscité une grande attention dans la synthèse et le développement de MWCNT spécialement fonctionnalisés, qui pourraient être utilisés pour le ciblage spécifique d'organes. De nombreux chercheurs ont tenté de fonctionnaliser les CNT pour des applications de délivrance de médicaments (Georgakilas et al., 2002 ; Pantarotto et al., 2003 ; Cherukuri et al., 2004 ; Liu et al., 2007 ; Yu et al., 2007). L'attachement d'un d-mannose aux MWCNTs fonctionnalisés peut développer un nouveau système d'administration qui ciblera les cellules du cerveau pour le paludisme cérébral. Le présent travail a envisagé le développement et la caractérisation de ce nouveau système d'administration de médicaments. La caractérisation in-vitro des MWCNT purifiés et des MWCNT fonctionnalisés a consisté à évaluer leur capacité à retenir le médicament et à le libérer dans des milieux de différentes forces ioniques. L'artésunate (AS) a été piégé dans des MWCNTs bruts purifiés et dans divers MWCNTs fonctionnalisés, à savoir des MWCNTs carboxylés, des MWCNTs modifiés par des amines et des MWCNTs mannosylés.

Matériaux et méthodes

Les nanotubes de carbone multiparois (MWCNT) produits par dépôt chimique en phase vapeur (CVD) (base de carbone >90%) ayant un diamètre x longueur de 110-170 nm x 5-9 µm, ont été achetés chez Sigma-Aldrich, USA. La rhodamine-123 (Sigma aldrich, USA), le sac de dialyse (Himedia, Inde) ont également été achetés. Tous les autres produits chimiques et réactifs étaient de qualité analytique et de l'eau désionisée a été utilisée pour toutes les expériences.

Purification

La purification est l'étape initiale et est toujours nécessaire avant toute utilisation ultérieure des CNT. Les MWCNTs obtenus ont été soumis à une purification par la méthode d'oxydation sélective comme indiqué par Shen et al. (2007) avec une légère modification. Le traitement à l'acide fort et le four à air chaud sont les deux techniques les plus couramment utilisées pour la purification. Elles permettent d'éliminer les différents carbones amorphes ainsi que les impuretés métalliques. En dehors de cette technique, d'autres techniques telles que la chromatographie, la filtration, la centrifugation, la floculation, la sédimentation sélective, l'oxydation du contaminant, l'irradiation par micro-ondes, l'interaction sélective avec un polymère organique sont également utiles pour la purification des nanotubes. Le traitement à l'acide fort augmente également la solubilité des nanotubes en milieu aqueux et sépare les impuretés des nanotubes (Wu et al., 2005 & Jain et al., 2007).

Purification des acides

Des MWCNTs bruts (500 mg) ont été prélevés et transférés dans un bécher en verre contenant de l'acide chlorhydrique (HCl) concentré et agité sur un agitateur magnétique (Remi, Inde) à 100 rpm pendant 5 h. Le mélange résultant a été filtré à travers un filtre en polytétrafluoroéthylène (PTFE) de 0,22 µm (Hangzhou Anow Microfiltration Co. Ltd., Chine) pour éliminer les impuretés catalytiques (Li & Zhang, 2006).

Purification par traitement thermique

Les MWCNTs purifiés à l'acide ont été pris dans une boîte de Pétri et mis dans un four à air chaud (Joyti Scientific Industries, Inde) à 250±2°C pendant 1 h pour éliminer le carbone amorphe et les impuretés métalliques dues à une température plus élevée (Jain et al, 2007).

Fonctionnalisation chimique

Les MWCNTs purifiés ont ensuite été soumis à une fonctionnalisation chimique séquentielle selon les étapes suivantes :

1) Carboxylation des MWCNTs purifiés

2) Acylation des MWCNTs

3) Modification amine des MWCNTs par l'éthylène diamine (EDA)

4) Mannosylation des MWCNTs modifiés par des amines ou conjugaison du mannose aux f-MWCNTs

Carboxylation des MWCNTs purifiés

La carboxylation (coupure et oxydation) des MWCNTs a été réalisée simultanément en modifiant légèrement les méthodes rapportées par Li et al., 2007 et Li et Zhang, 2006. Les MWCNTs bruts purifiés ont été traités ou portés à reflux avec le mélange d'acides c'est-à-dire l'acide sulfurique concentré (H_2SO_4) et l'acide nitrique concentré (HNO3) (3:1, v/v) et deux variables, le temps et la température ont été évalués pour optimiser la taille et l'étendue de l'oxydation pour obtenir des nanotubes carboxylés. Le traitement acide a été effectué dans deux conditions de réaction, à savoir à différentes températures (25^{0C}, 60^{0C}, 80^{0C}, 100^{0C}) et pendant différentes durées (1 h, 2 h, 4 h et 6 h) (Tableau 4.1). Les différents MWCNT traités ont été collectés, lavés avec de l'eau déionisée et filtrés à travers un filtre PTFE jusqu'à ce que le pH du système oxydé devienne neutre. Enfin, le solide noir a été séché à température ambiante pendant une nuit, sous vide. Les différents MWCNT traités ont été chauffés à 55°C pour éliminer le dioxyde de carbone et l'eau. Les MWCNT solides carboxylés ont été transférés dans un tube de sonication (Soniweld, Mumbai) contenant de l'eau et soniqués pendant 15 minutes.

Tableau 4.1 Variation de la température et du temps pour la carboxylation des MWCNTs

(Pour le mélange $_{H2SO4/}$ HNO3 ; 3:1, 4h et 80 ^{0C})

Températ ure (^{0C})	Concentration de -COOH mmol/g	Longueu r (nm)	Tem ps (h)	Concentration de -COOH mmol/g	Longueu r (nm)
25	3.1±0.54	655±50	1	3.5±0.45	720±100
60	5.6±0.98	345±20	2	6.9±0.98	385±40
80	**6.8±1.20**	**235±15**	**4**	**7.9±1.10**	**220±20**
100	7.6 ± 1.92	150 ± 20	6	8.7 ± 1.55	210 ± 55

Les valeurs représentent la moyenne ± SD (n = 3).

Acylation de MWCNTs carboxylés

L'acylation des MWCNTs carboxylés a été réalisée selon la méthode rapportée par Shen et al (2007). Brièvement, 300 mg de MWCNTs carboxylés ont été agités dans un mélange de 63 ml de chlorure de thionyle (SOCl2) (60ml) et de diméthyl formamide (DMF) (3ml) à ^{500C} pendant 36 h. Après l'acylation, les MWCNTs traités ont été centrifugés à environ 8000 rpm pendant 20 min et lavés avec du tétrahydrofurane (THF) anhydre pour éliminer l'excès de chlorure de thionyle, pendant environ 5-6 fois. Le résidu noir foncé restant a été séché dans un four à vide et caractérisé (Jain et al., 2007).

Modification amine de MWCNTs acylés

150 mg de MWCNT acylés ont été mis en réaction avec la solution d'EDA (environ 70 ml) à 100^0C pendant environ 4 jours dans un bécher recouvert d'une feuille d'aluminium. Après refroidissement à la température ambiante (25 ± 2°C), les MWCNT ont été lavés avec de l'éthanol 5 à 8 fois pour éliminer l'excès de solution de diamine par centrifugation répétitive à 8000 rpm pendant 10 min (Remi, Inde). Le résidu noir a été séché dans un four sous vide à température ambiante pendant une nuit (Mehra et al., 2008).

Préparation de nanotubes de carbone multiparois mannosylés

La mannosylation des MWCNTs modifiés par des amines a été réalisée par étapes séquentielles comme le montre la Figure 4.1, en suivant la méthode rapportée par Mitchell et al. et Jain et al. avec de légères modifications (Mitchell et al., 1999, Jain A et al., 2010). La fixation du mannose a été réalisée par une réaction d'ouverture de cycle suivie d'une réaction du groupe aldéhyde du mannose avec le groupe amine libre fourni par l'éthylène diamine (EDA) à la surface des MWCNT dans un tampon d'acétate de sodium (pH 4,0), puis le mélange a été chauffé et agité en continu dans un agitateur magnétique (Remi, Mumbai, Inde) à température ambiante pendant 72 heures pour assurer l'achèvement de la réaction. Ceci a conduit à la formation de la base de Schiff (-N=CH-), qui peut ensuite être réduite en amine secondaire (-NH-CH2-) et rester en équilibre avec la base de Schiff. Les MWCNTs mannosylés ont été purifiés à travers une membrane de dialyse (seuil de poids moléculaire de 12 kDa ; HiMedia Laboratories, Mumbai, India) contre de l'eau désionisée triplement distillée pendant 12 h pour éliminer le mannose n'ayant pas réagi ainsi que d'autres impuretés, suivi d'une centrifugation à 8000 rpm pendant 25 minutes et d'une lyophilisation (Hetro Drywinner, Germany) du volume resté dans le sac de dialyse. Les MWCNT mannosylés ont été caractérisés par spectroscopie FTIR selon la méthode des granulés KBR (Perkin-Elmer, USA).

Chargement du médicament et efficacité du piégeage de l'artésunate dans des MWCNTs bruts et fonctionnalisés purifiés.

Des MWCNTs uniformément dispersés (sonication de 4 minutes), purifiés et fonctionnalisés (10 mg) ont été incubés avec une solution aqueuse d'artésunate (AS) de force variable (20-35 mg) pendant 15 minutes à température ambiante sur un agitateur magnétique (REMI) et laissés au repos pendant 24 heures supplémentaires. Le mélange total a été dialysé (membrane de dialyse en cellulose, taille de pore de 2,4 nm, Himedia Laboratories Pvt. Ltd, Mumbai, Inde) contre de l'eau doublement désionisée pendant 30 minutes pour éliminer l'artésunate non piégé. Le contenu du sac de dialyse a été lyophilisé (Hetro Dry Winner, Allemagne) pour obtenir les MWCNT purifiés et fonctionnalisés chargés de médicament. La quantité d'artésunate piégée dans les systèmes MWCNT purifiés et fonctionnalisés a été indirectement mesurée par spectroscopie en estimant la quantité d'artésunate restant dans le milieu de dialyse à 209 nm en utilisant un spectrophotomètre UV-visible (Shimadzu-1800, Japon). La méthode décrite ici est une méthode généralisée de piégeage du médicament rapportée précédemment pour d'autres systèmes (Jansen et Meijer. 1995).

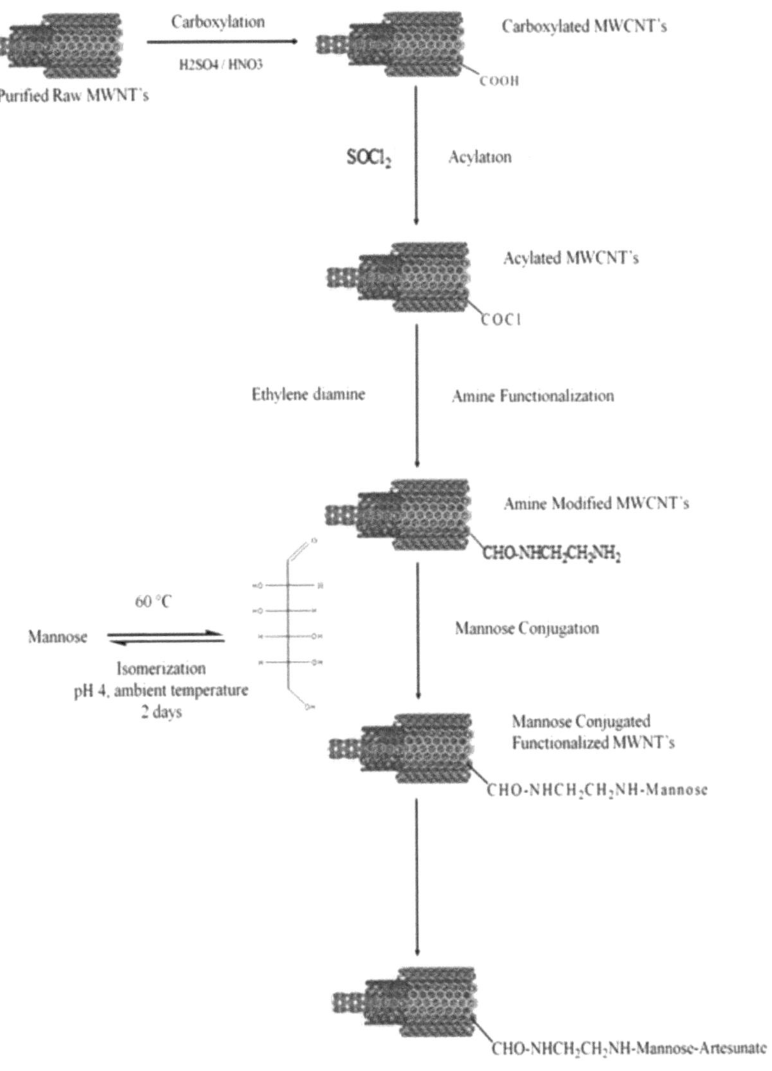

Figure : 4.1 Présentation schématique des différentes séquences de conjugaison pour la préparation des MWCNT mannosylés chargés d'artésunate.

Tableau 4.2 Piégeage de l'AS dans les MWCNT purifiés

AS ajouté (mg)	% piégé
20	53.6 ± 3.1
25	55.0 ± 4.0
30	60.1 ± 3.8
35	59.6 ± 2.1

Les valeurs représentent la moyenne ± S.D., n = 3.

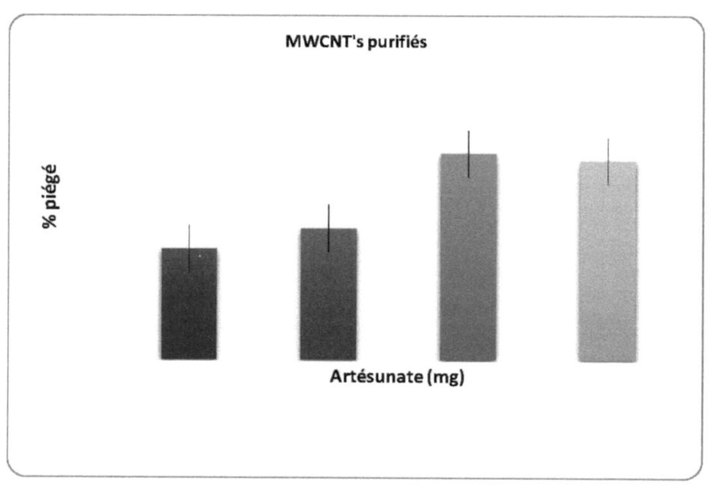

Figure : 4.2 Pourcentage d'AS piégé dans les MWCNTs purifiés

Tableau 4.3 Piégeage de l'AS dans les MWCNTs carboxylés

AS ajouté (mg)	% piégé
20	60.8 ± 3.6
25	65.2 ± 4.3
30	81.1 ± 3.8
35	79.0 ± 3.9

Les valeurs représentent la moyenne ± S.D., n = 3.

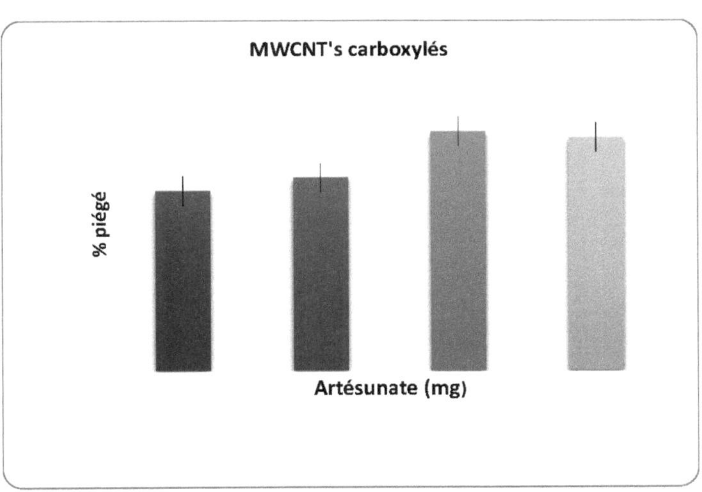

Figure : 4.3 Pourcentage d'AS piégé dans les MWCNTs carboxylés

Tableau 4.4 Piégeage de l'AS dans les MWCNTs modifiés par des amines

AS ajouté (mg)	% piégé
20	68.5 ± 3.9
25	74.9 ± 4.6
30	87.0 ± 3.8
35	85.0 ± 4.2

Les valeurs représentent la moyenne ± S.D., n = 3.

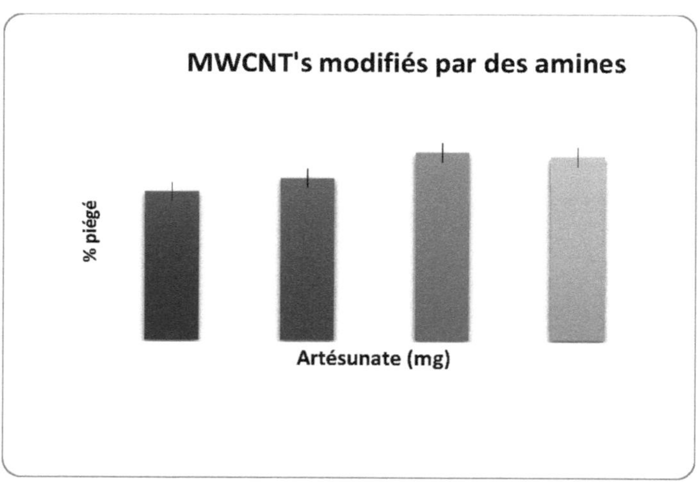

Figure : 4.4 Pourcentage d'AS piégé dans les MWCNTs modifiés par des amines

Tableau 4.5 Piégeage de l'AS dans les MWCNT mannosylés

AS ajouté (mg)	% piégé
20	86.98 ± 3.7
25	90.20 ± 3.8
30	94.95 ± 5.2
35	92.10 ± 4.6

Les valeurs représentent la moyenne ± S.D., n = 3.

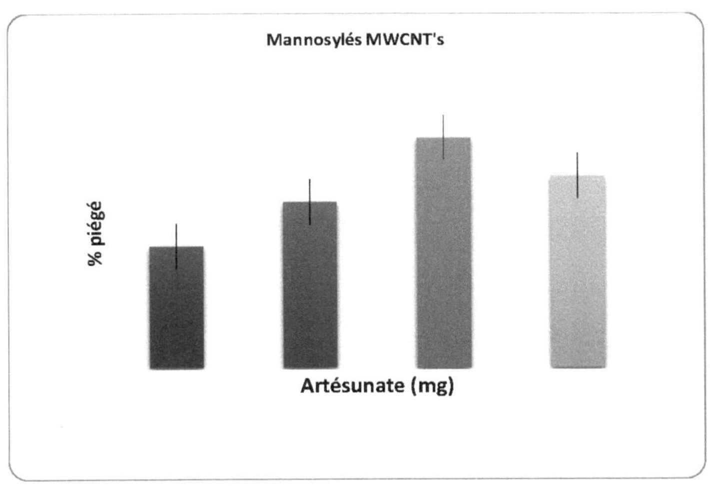

Figure : 4,5 % d'AS piégé dans des MWCNT mannosylés

Tableau 4.6 Pourcentage de piégeage de l'AS dans différentes formulations

Système de portage	Entraînement
MWCNTs purifiés	60.1 ± 3.8
MWCNTs carboxylés	81.1 ± 3.8
MWCNTs fonctionnalisés par des amines	87.0 ± 3.8
MWCNTs mannosylés	94.95 ± 5.2

Les valeurs représentent la moyenne ± S.D., n = 3.

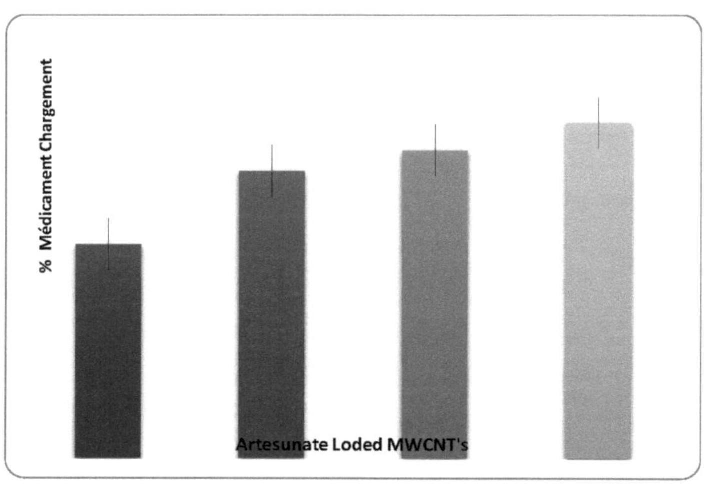

Figure : 4.6 Pourcentage d'efficacité de piégeage de l'artésunate (30 mg) dans différentes formulations de MWCNTs.

Caractérisation des MWCNTs bruts et de divers MWCNTs fonctionnalisés :

Analyse élémentaire :

L'analyse élémentaire des MWCNT bruts et des divers MWCNT fonctionnalisés a été réalisée à l'aide d'un analyseur élémentaire (Flash EA112, CE Instrument, Italie). Dans ce contexte, des lames d'échantillons solides de divers MWCNT ont été préparées et analysées (Tableau 4.7).

Spectroscopie FTIR (FTIR)

La fonctionnalisation de diverses surfaces modifiées de MWCNTs a été confirmée par la spectroscopie FTIR. Les spectres FTIR ont été enregistrés sur Perkin-Elmer Spectrum RX-1, avec une résolution de 1 cm-1 et une plage de balayage de 4000 cm-1 à 250 cm-1. (Figure 4.7-4.13 et Tableau 4.8)

Microscopie électronique à transmission (TEM)

La longueur et la conjugaison des divers groupes fonctionnels des différents MWCNT fonctionnalisés, y compris les MWCNT bruts purifiés, ont été étudiées au microscope électronique à transmission (Morgani 268D, Hollande) avec une tension d'accélération de 100 kV. Une goutte de l'échantillon a été placée sur une grille de cuivre recouverte de carbone pour laisser un film mince sur la grille. Avant que le film ne sèche sur la grille, le film a été coloré négativement avec 1% de PTA (acide phosphotungstique). Une goutte de la solution de coloration a été ajoutée sur le film et l'excès de la solution a été drainé avec un papier filtre. La grille a été laissée sécher à l'air libre et l'échantillon a été examiné au microscope électronique à transmission et des photographies ont été prises à un grossissement approprié (Figure 4.14).

Potentiel zêta

Les charges de surface des MWCNT purifiés et fonctionnalisés ont été déterminées par leur potentiel zêta (ζ), calculé selon l'équation de Helmholtz-Smoluchowski à partir de leur mobilité par électrophorèse. Le potentiel zêta a été déterminé par le Malvern Zeta sizer (Malvern Instrument, UK). Le potentiel zêta des MWCNT purifiés et de divers MWCNT fonctionnalisés a été déterminé avec une concentration de 0,05 mg/ml de MWCNT en suspension dans de l'eau doublement déionisée (pH 7,0).

Tableau 4.7 : Analyse élémentaire de différents MWCNTs fonctionnalisés

Echantillon	Pourcentage atomique ± SD (%)			
	Carbone	Hydrogène	Azote	Soufre
Raw-MWCNTs	97.36 ± 3.2	-	-	-
MWCNTs bruts purifiés	99.12 ± 3.7	-	-	-
MWCNTs carboxylés	74.91 ± 2.6	1.3 ± 1.8	1.93	0.939
MWCNTs modifiés par des amines	61.37 ± 3.5	3.5 ± 2.2	15.2 ± 1.1	1.841
MWCNTs mannosylés	52.39 ± 3.1	6.2 ± 1.3	2.9 ± 1.2	1.2 ±0.3

Les données sont la moyenne de 3 déterminations effectuées sur différents lots du même type de formulation. SD indique l'écart-type.

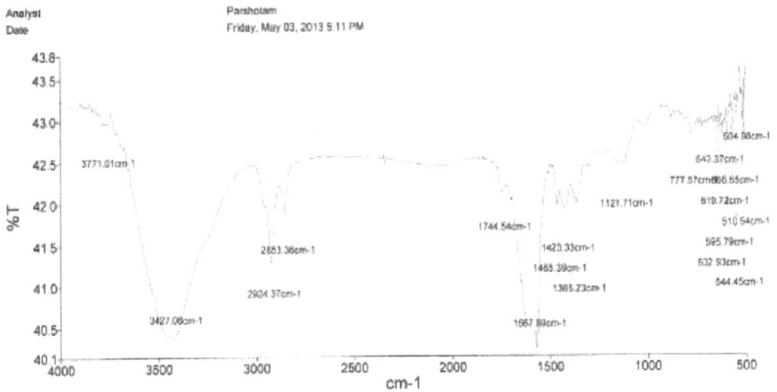

Figure 4.7 Spectre FTIR des MWCNTs bruts

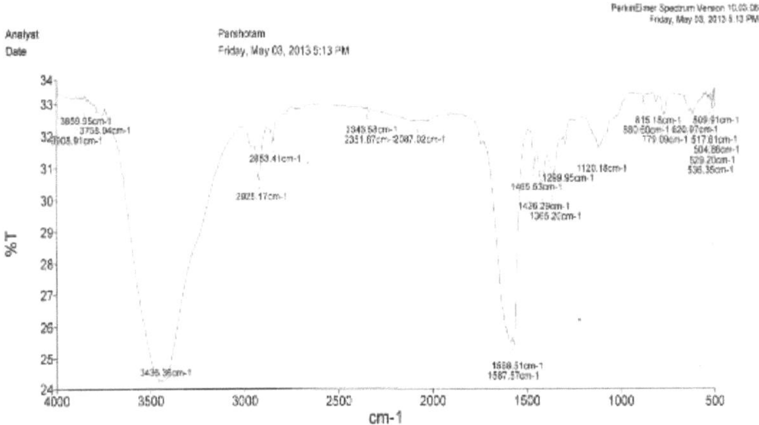

Figure 4.8 Spectre FTIR des MWCNTs bruts purifiés

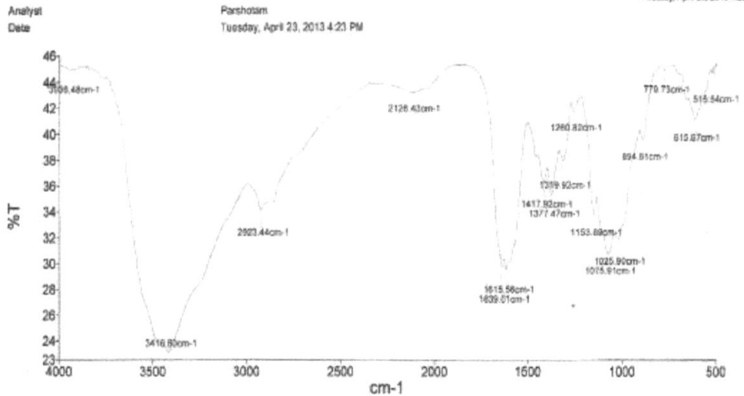

Figure 4.9 Spectre FTIR des MWCNTs carboxylés

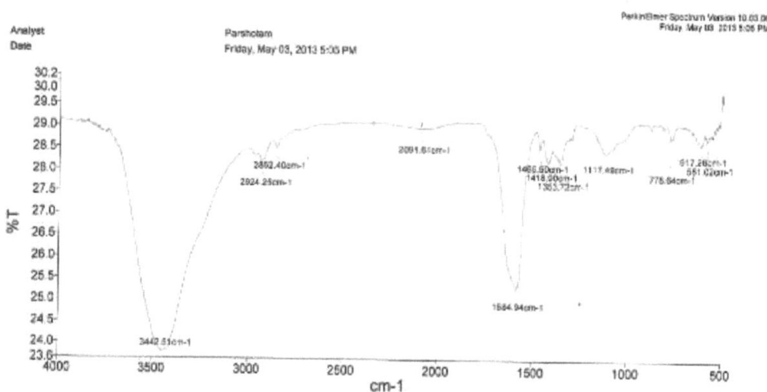

Figure 4.10 Spectre FTIR de MWCNTs acylés

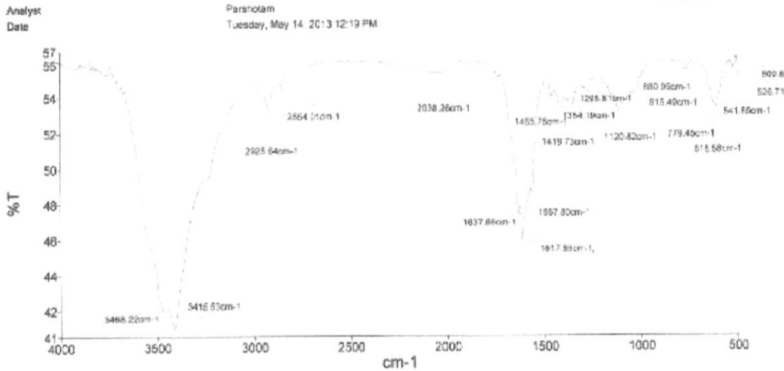

Figure 4.11 Spectre FTIR des MWCNTs modifiés par des amines

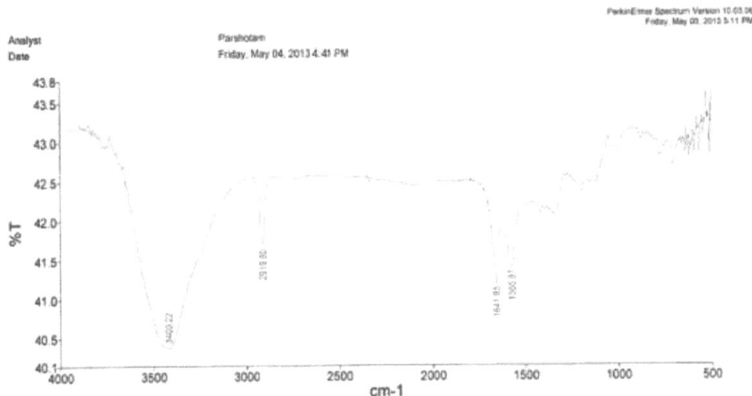

Figure 4.12 Spectre FTIR de MWCNTs mannosylés

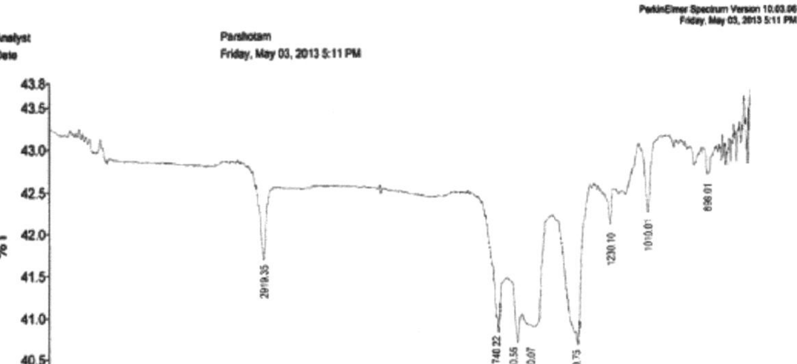

Figure 4.13 Spectre FTIR des MWCNT mannosylés chargés d'artésunate

Tableau 4.8 Interprétation infrarouge de différents MWCNTs fonctionnalisés

Type de MWCNTs fonctionnalisés	Pic (cm-1)	Interprétation
MWCNTs bruts	2924.37	Étirement du squelette des nanotubes de carbone
MWCNTs purifiés	3436.36	-OH Étirements
	1120.18	O-H en flexion plane
	2853.41	étirement C-H
MWCNTs carboxylés	3416.80	-OH Étirements
	1639.01	Groupes carbonyles liés par des liaisons H
	1075.91	Fréquence d'étirement -C-O
Acylés-MWCNTs	1702.71	Vibration d'étirement -C=O
MWCNTs conjugués au mannose	3400.22	étirement -OH du mannose
	1565.87	étirement -C=N des amines

Type de MWCNTs fonctionnalisés	Pic (cm-1)	Interprétation
MWCNTs modifiés par des amines	3468.22	Vibration symétrique d'étirement -NH (liaison amide)
	1617.65	Vibration d'étirement -C=O (liaison amide)
	1567.80	Amides acycliques secondaires - vibration de flexion NH
	3415.53	vibration d'étirement -NH de l'amine primaire
MWCNTs mannosylés chargés d'artésunate	1590.07	-C=N
	1380.75	C=O
	1640.55	étirement C-C

Tableau 4.9 Potentiel zêta de différents MWCNTs fonctionnalisés

Types de MWCNTs	Potentiel zêta
MWCNTs bruts	+ 41,6 mV
MWCNTs purifiés	-44,5 mV
MWCNT carboxylés	-41,7 mV
MWCNT acylés	- 17,2 mV
MWCNTs fonctionnalisés par des amines	+ 24,9 mV
MWCNTs mannosylés	+ 1,730 mV

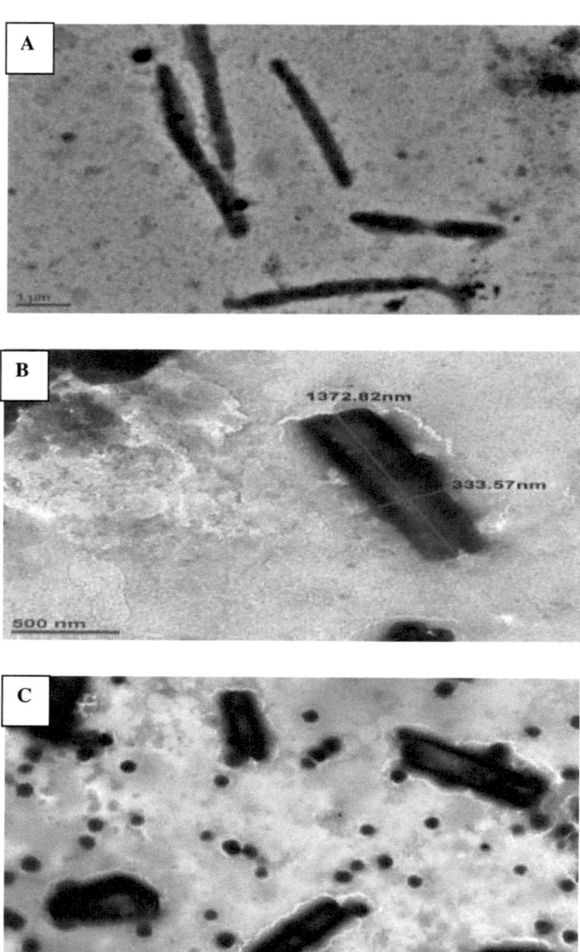

Figure 4.14 : Photomicrographie TEM des MWCNTs : A) MWCNTs bruts, B) MWCNTs carboxylés et C) MWCNTs mannosylés.

LIBÉRATION IN-VITRO

La libération in-vitro de l'artésunate à partir des MWCNTs purifiés et fonctionnalisés chargés de médicament a été évaluée dans du PBS pH 7.4 en utilisant la procédure générale. En bref, les MWCNT purifiés et fonctionnalisés chargés de médicament, équivalents à 5 mg de médicament, ont été placés dans un sac de dialyse (membrane de dialyse en cellulose, taille de pore de 2,4 nm, Himedia Laboratories Pvt. Ltd., Mumbai, Inde) et dialysés contre 50 ml de milieu de libération à température ambiante sous agitation à 50 tr/min sur un agitateur magnétique (Remi, Inde). Deux ml d'échantillon ont été prélevés à chaque intervalle de temps prévu et remplacés par un volume égal de milieu frais. Les échantillons ont été dilués de façon appropriée avec de l'eau distillée et ont été analysés pour l'artésunate par spectroscopie UV-visible à 209 nm (Tableau 4.10 et Figure 4.15).

Tableau 4.10 Pourcentage de libération cumulative d'artésunate dans le PBS 7.4

Temps (h)	MWCNTs bruts purifiés	MWCNTs carboxylés	MWCNTs modifiés par des amines	MWCNTs mannosylés
0.25	25.12±1.86	16.25±0.86	18.15±0.93	0.95±0.04
0.5	35.24±1.65	21.40±1.22	20.12±1.01	1.72±0.08
1	40.03±1.90	26.78±1.42	25.45±1.35	2.45±0.12
2	50.12±2.2	30.45±1.48	28.32±1.22	3.43±0.17
4	62.04±3.00	45.68±2.12	35.11±1.68	5.15±0.22
6	69.45±3.23	56.56±1.98	50.12±2.10	8.03±0.30
12	78.23±3.80	65.12±2.25	55.45±1.88	15.42±0.74
18	85.08±3.65	78.45±3.20	65.23±3.15	28.40±1.30

24	92.45±2.46	81.53±3.96	72.08±3.20	40.50±1.90
48	99.12±0.86	89.45±4.23	85.23±3.95	53.12±2.20
72		95.12±2.62	90.11±3.68	65.08±3.20
96		99.11±0.83	92.05±3.54	78.12±3.50
120			96.45±4.50	82.45±4.20
144			99.23±0.59	92.46±3.45
168			-	98.49±1.80

Les valeurs représentent la moyenne ± S.D., n = 3.

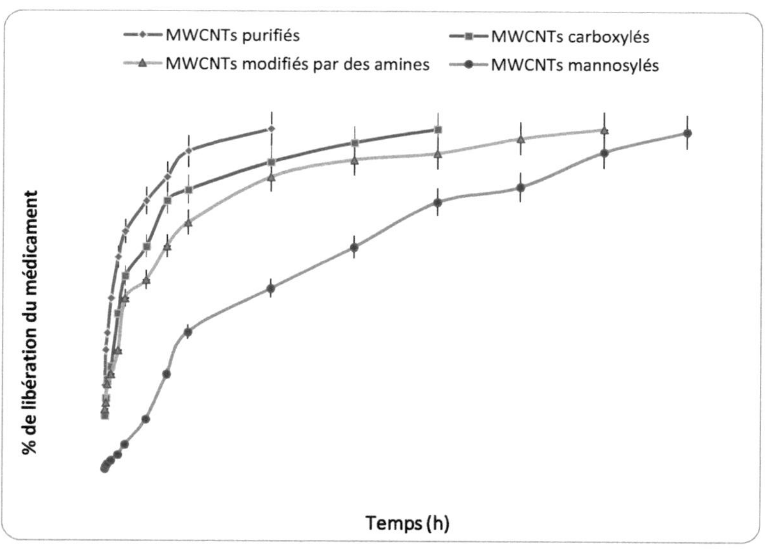

Figure : 4.15 Pourcentage de libération cumulative d'artésunate dans le PBS 7,4

RÉSULTATS ET DISCUSSION

Les MWCNT bruts ont été purifiés en deux étapes : d'abord par chauffage dans un four pour éliminer le carbone amorphe et les impuretés métalliques, puis par traitement avec un mélange acide pour éliminer les impuretés catalytiques. Le traitement acide a été effectué en deux étapes en faisant varier la température à temps constant et en faisant varier le temps à température constante. L'expérience a montré qu'en augmentant la température et le temps, la longueur des MWCNTs diminue. Le temps et la température où la longueur optimale a été obtenue étaient respectivement de 4 heures et 80°C. Un nombre optimal de groupes acides a également été produit dans ces conditions optimales (Marshall et al., 2006).

La mannosylation a été réalisée par couplage du groupe amine présent à la surface des MWCNTs. Des étirements O-H et C-O larges et intenses du mannose autour de 3400,22 $^{cm-1}$ et 1641,85 cm-1 respectivement et la déformation N-H de l'amine secondaire à 1565,87 $^{cm-1\ ont}$ confirmé la formation d'une base de Schiff et la formation d'une amine dans la liaison entre l'aldéhyde du mannose et les groupes terminaux amine des nanotubes à parois multiples.

L'artésunate (AS) a été chargé dans des MWCNT bruts purifiés et dans divers MWCNT fonctionnalisés, à savoir des MWCNT carboxylés, des MWCNT modifiés par des amines et des MWCNT mannosylés. Les systèmes préparés ont été caractérisés pour leur efficacité de piégeage et les résultats sont présentés dans le tableau 4.2-4.6 et la figure 4.2-4.6. Le médicament a été piégé dans des MWCNT purifiés et dans divers MWCNT fonctionnalisés. L'efficacité du piégeage à différents intervalles a augmenté avec le temps et après un certain temps, le piégeage était constant, ce qui suggère une saturation et un trafic de la solution de médicament. Le piégeage limité pour les MWCNT purifiés était dû à la faible possibilité de piégeage endohédral de l'artésunate dans la cavité interne des MWCNT purifiés, ce qui pourrait être attribué au fait que les MWCNT purifiés étaient présents à l'état de faisceau et que très peu de surface était disponible pour le piégeage du médicament dans les MWCNT en faisceau. La charge de médicament dans les MWCNT carboxylés a montré une grande quantité de médicament piégé en raison de l'ouverture des faisceaux de MWCNT bruts purifiés et des différents pores générés par le traitement acide. Cela fournit une plus grande surface et une pénétration facile dans la cavité interne des MWCNT carboxylés.

Une analyse élémentaire des MWCNTs bruts, des MWCNTs purifiés, des MWCNTs caboxylés, des MWCNTs modifiés par des amines et des MWCNTs mannosylés a été réalisée pour déterminer la pureté du contenu. La teneur en carbone s'est avérée être de 97,37% et 99,12% pour les MWCNT bruts et les MWCNT purifiés respectivement, ce qui indique clairement qu'aucun autre élément n'était présent dans les MWCNT purifiés qui pourrait affecter l'intégrité et les propriétés des MWCNT. L'augmentation du pourcentage d'hydrogène dans le cas des MWCNT carboxylés suggère clairement que certains groupes carboxyles ont été attachés pendant le processus de carboxylation. L'augmentation du pourcentage d'azote dans le cas des MWCNT modifiés par des amines suggère clairement que des groupes amines ont été attachés pendant la modification des MWCNT par des amines. Les MWCNT conjugués au mannose présentent un pourcentage accru d'azote et d'hydrogène, ce qui suggère clairement la fixation du mannose.

Une étude spectrale FTIR a été réalisée sur les MWCNT fonctionnalisés pour évaluer la présence de divers groupes fonctionnels sur leur surface. Les MWCNT purifiés présentent des pics moins denses à 3436 cm-1, 2853 cm-1 et 1120 cm-1, qui pourraient être attribués à l'étirement O-H, à l'étirement C-H et à la flexion O-H dans le plan, respectivement (Figure 4.7 et Tableau 4.8). Les données confirment la présence de certains groupes oxygénés générés après le processus de purification.

Les MWCNT carboxylés présentent quelques pics forts et larges à 3416,80 cm-1, 2923,44 cm-1, 1075,9 cm-1, 1639,01 cm-1, 1417,9 cm-1 et 1025,9 cm-1, qui peuvent être attribués à l'étirement O-H, l'étirement C-H, l'étirement C=O, l'étirement C=C, l'étirement C-O et la flexion O-H, respectivement (Figure 4.3 et Tableau 4.8). Ces données confirment la présence de groupes carboxyliques (-COOH) à la surface des MWCNT. Au fur et à mesure de la fonctionnalisation, le nombre de pics augmente en raison de la fixation d'autres groupes fonctionnels. Les MWCNT mannosylés ont montré un pic à 1565 cm-1, 1641 cm-1, 2919 cm-

1, et 3400 cm-1, qui pourrait être attribué à l'étirement -C=N, l'étirement C-H de $_{CH2}$, l'étirement O-H respectivement.

Les MWCNT mannosylés chargés d'artésunate ont montré un pic à 1590 cm-1, 1640 cm-1, 1380 cm-1 et 2919 cm-1 qui pourrait être attribué à l'étirement -C=N dû à la base de Shiff, à l'étirement -C=O de la liaison amide, à la liaison C=O, à l'étirement C-H de $_{CH2}$ respectivement.

L'analyse au microscope électronique (MET) des MWCNT a révélé une gamme de tailles nanométriques, ainsi que la nature multiparois des nanotubes de carbone et le contrôle de la taille. L'excroissance ou la ramification des nanotubes de carbone se produit au moment de leur synthèse. Les MWCNT bruts présentaient une longueur généralement comprise entre 5 et 6 µm. La longueur des MWCNT mannosylés finaux a également été déterminée et s'est avérée être d'environ 100 ± 20 nm.

Les MWCNTs bruts montrent un potentiel zêta positif dans une large gamme de pH. Les MWCNT purifiés présentent une valeur négative du potentiel zêta (-44,5 mV) qui pourrait être due à la génération de groupes carboxyliques pendant les étapes de purification. Les MWCNTs carboxylés ont montré un potentiel zêta négatif élevé qui prouve clairement la génération de groupe carboxylique. La valeur négative des MWCNT acylés est due à l'effet inductif négatif du chlore. Les MWCNT modifiés par des amines présentent une valeur positive due à la protonation du groupe amino. Les MWCNTs mannosylés montrent une valeur comparativement plus faible mais toujours positive du potentiel zêta. Le changement du potentiel zêta dépend strictement du pH du milieu.

L'étude in vitro de la libération du médicament de diverses formulations de MWNTs a été réalisée en utilisant un tube de dialyse. Les formulations ont montré une libération cumulative de 99,12, 89,45, 85,23 et 53,12 % de MWCNT purifiés, carboxylés, modifiés par une amine et mannosylés respectivement jusqu'à 48 heures dans du PBS (pH 7,4).

Le taux de libération du médicament à partir de la formulation suggère qu'elle peut être utilisée comme système d'administration de médicaments à libération contrôlée. Les MWCNT carboxylés ont montré une libération prolongée due à la génération d'ions carobylate à pH 7,4, et à la protonation partielle de l'artésunate. Ces données montrent également que le couplage du mannose ralentit la libération du médicament à partir de la formulation des MWCNT mannosylés.

Conclusion : L'artésunate a pu être chargé avec succès dans les MWCNT purifiés ainsi que dans divers MWCNT fonctionnalisés. Plus la fonctionnalisation augmente, plus le piégeage augmente et finalement les MWCNT conjugués au Mannose montrent la plus grande efficacité de piégeage et de libération prolongée.

Chapitre 5

Stabilité

$\mathbf{L}$a stabilité d'un système d'administration de médicaments peut être définie comme la capacité d'une formulation particulière dans des flacons de couleur ambre à rester conforme aux spécifications chimiques, microbiologiques, thérapeutiques et toxicologiques. Le but des tests de stabilité est de fournir des preuves de la façon dont la qualité d'une substance médicamenteuse ou d'un produit pharmaceutique varie dans le temps sous l'influence de divers facteurs environnementaux tels que la température, l'humidité et la lumière, ainsi que d'établir une période de réanalyse pour la substance médicamenteuse ou une durée de conservation pour le produit pharmaceutique dans des conditions de stockage. Sur la base d'études *in vitro, des* formulations, à savoir des MWCNT purifiés chargés de médicament et des MWCNT conjugués au mannose, ont été sélectionnées pour l'évaluation de la stabilité. Les formulations sélectionnées ont été évaluées pour les changements physiques et le pourcentage de contenu résiduel de médicament.

DES CHANGEMENTS PHYSIQUES À L'ÉTAT EXAGÉRÉ :

Les MWCNT conjugués au mannose et chargés de médicaments ont été conservés dans des flacons en verre (ambrés et incolores) fermés hermétiquement par des bouchons à vis. Les échantillons ont été conservés dans l'obscurité à 4±1oC, à température ambiante (25±1oC) et à température élevée (55±1oC) pendant une période de cinq semaines. La même procédure a été répétée à la lumière (flacon incolore). Les échantillons ont été analysés initialement et périodiquement chaque semaine jusqu'à cinq semaines pour toute précipitation, turbidité, cristallisation et changement de couleur. Les données obtenues ont ensuite été utilisées pour l'analyse de toute dégradation physique ou chimique dans les conditions de stockage et pour déterminer les conditions optimales de stockage (Tableau 6.1).

TENEUR EN MÉDICAMENT RÉSIDUEL

La teneur en médicament a été mesurée après exposition, à différentes températures accélérées, à l'aide d'un sac de dialyse. Les MWCNT purifiés et conjugués au mannose chargés de médicament ont été placés dans le sac de dialyse et analysés périodiquement chaque semaine jusqu'à cinq semaines, en considérant que la teneur initiale en médicament est de 100%. Les échantillons ont été dilués avec de l'éthanol et analysés pour le médicament par spectroscopie UV. Le pourcentage de contenu résiduel de médicament aux intervalles de temps prévus a été obtenu et utilisé pour analyser l'effet des conditions de stockage accéléré (Tableau 6.2 ; Figure 6.1).

Tableau 6.1 : Changements physiques de la formulation chargée en médicament à l'état exagéré

Paramètre	Après 5 faibles					
	Dark			Lumière		
	4°C	25°C	55°C	4°C	25°C	55°oC
Turbidité	-	-	-	-	+	+
Précipitations	-	-	-	-	-	-
Changement de couleur	-	-	-	-	-	-

(-) pas de changement (+) petit changement

Tableau 6.2 : Teneur en médicament résiduel (%) de diverses formulations

Préparation	Temp. (°C)	% de médicament résiduel (± SD*)				
		1 semaine	2 semaines	3 semaines	4 semaines	5 semaines
MWCNTs purifiés	55	99±1.4	99±1.5	97±0.8	97±1.2	97±1.8
	25	99±1.4	99±1.6	99±2.5	98±2.2	98±2.8
	4	99±2.3	99±1.3	99±2.7	99±3.2	99±2.8
MWCNTs mannosylés	55	99±2.2	99±2.6	98±1.1	98±0.5	98±1.4
	25	99±0.2	99±2.5	99±1.3	99±1.6	99±1.9
	4	99±1.7	99±0.5	99±1.5	99±0.1	99±2.4

Les valeurs représentent la moyenne ± S.D., n = 3.

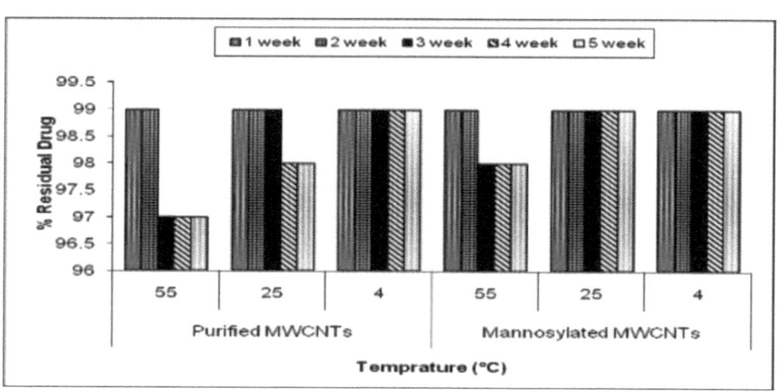

Figure 6.1 : Pourcentage de la teneur en médicament résiduel des différentes formulations de MWCNTs :

(a) MWCNTs bruts purifiés (b) MWCNTs mannosylés

RÉSULTAT & DISCUSSION

Les données de stabilité de la formulation ont été évaluées dans différentes conditions c'est-à-dire à température (4±1°C, 25±1°C et 55±1°C) après conservation dans l'obscurité (flacon de couleur ambre) et à la lumière (flacons incolores) chaque semaine pendant une durée de cinq semaines. La formulation s'est avérée être la plus stable dans l'obscurité à 4±1°C (Tableau 6.1).

L'effet des conditions de stockage a été étudié en analysant la faible variation de la teneur en médicament résiduel. La teneur initiale en médicament a été considérée comme étant de 100 %. Dans le cas de la formulation mannosylée, la perte de médicament était minimale dans toutes les conditions de stockage.

CONCLUSION

Ainsi, à partir de ces données, nous concluons que la formulation mannosylée est plus stable à 4±1°C dans l'obscurité. Par conséquent, la formulation doit être conservée de manière appropriée dans un flacon de couleur ambrée dans un endroit froid.

Chapitre 6

Étude in vivo

*I*La performance *in vivo* des systèmes d'administration préparés est importante pour évaluer l'efficacité thérapeutique. La partie significative de cette étude était d'évaluer la performance *in vivo* de diverses formulations optimisées en ce qui concerne leur capacité à délivrer le médicament précisément au site cellulaire désiré. Il est essentiel de réaliser des études *in vivo* pour déterminer l'influence du pH des différents fluides biologiques et des enzymes sur le système d'administration des médicaments en évaluant la localisation qualitative des organes à l'aide de la Rhodamine-123. Les études *in vivo* ont été menées principalement pour vérifier l'efficacité du ou des systèmes d'administration optimisés en évaluant la localisation qualitative des organes. Toutes les expériences ont été réalisées avec l'accord préalable du Comité d'éthique animale de l'Institut des sciences pharmaceutiques ADINA, Sagar. (AIPS/IAEC/APP/2012/30/19)

Dans le présent travail, des MWCNT fonctionnalisés (purifiés et mannosylés) chargés de Rhodamine-123 et incorporés à l'artésunate ont été administrés par voie intraveineuse à des rats albinos sains (rats albinos) et des analyses qualitatives (microscopie à fluorescence) ont été réalisées.

Microscopie à fluorescence :

Traitement des organes :

L'absorption des diverses formulations optimisées dans les principaux organes a été visualisée à l'aide de la microscopie à fluorescence. La microscopie à fluorescence a été réalisée pour confirmer l'accès des MWCNT bruts purifiés et mannosylés chargés de médicaments aux tissus du foie et du cerveau. Le FITC a été utilisé comme marqueur fluorescent et a été encapsulé dans les MWCNT bruts purifiés ainsi que dans les MWCNT conjugués au mannose. La formulation a été administrée à des rats Albino par voie intraveineuse dans la veine de la queue. Les rats ont été sacrifiés après 1 heure et les organes

comme le cerveau et le foie ont été excisés, isolés, coupés en petits morceaux, lavés dans une solution de Ringer et séchés à l'aide de papier de soie. Les morceaux de divers organes ont été fixés dans le liquide de Carney (alcool absolu-chloroforme ; 3:1, v/v) pendant 3-4 heures. Après fixation, les tissus ont été soumis à une déshydratation suite à un traitement avec de l'alcool à 60 % (v/v) pendant 1 h, de l'alcool à 80 % (v/v) pendant 1,5 h, de l'alcool à 90 % (v/v) pendant 24 h et ensuite de l'alcool absolu pendant 1 h. Les tissus déshydratés ont ensuite été transférés dans le mélange alcool absolu-xylène (1:1, v/v) pendant 30 min, puis dans du xylène pendant 30 min pour éliminer tout l'alcool. Après cela, les raclures de cire ont été ajoutées au xylène jusqu'à ce que son niveau de saturation soit atteint et conservées telles quelles pendant 24 h.

Incorporation en paraffine et microtomie :

La cire mature fondue, exempte de toute particule en suspension, a été maintenue à 60-70°C pendant 24 heures. Les tissus ont ensuite été transférés dans la cire mature fondue dans le premier bac d'infiltration maintenu dans un incubateur à 60-70°C. Les tissus ont ensuite été transférés dans les deuxième et troisième bacs d'infiltration maintenus à 62-64°C, chacun après 30 minutes. Les blocs ont été préparés à l'aide du couvercle du bocal de cuffling. De la cire fondue filtrée a été versée dans le couvercle jusqu'à 4/5ème de sa hauteur totale. Les tissus ont été retirés du moule d'infiltration et placés délicatement dans le couvercle et laissés à température ambiante jusqu'à solidification. Le couvercle a été placé dans le bac contenant l'eau. Il a été conservé ainsi jusqu'à ce que les blocs se séparent et flottent dans l'eau. Le bloc a été coupé et taillé pour enlever l'excès de cire. La microtomie a été effectuée à l'aide d'un microtome et les rubans de section obtenus ont été fixés sur des lames en utilisant une solution d'albumine d'œuf comme fixateur. Les sections ont

été examinées au microscope à fluorescence (NIKON, Japon) et des photomicrographies de

différentes zones ont été prises (Figure 7.1 et 7.2).

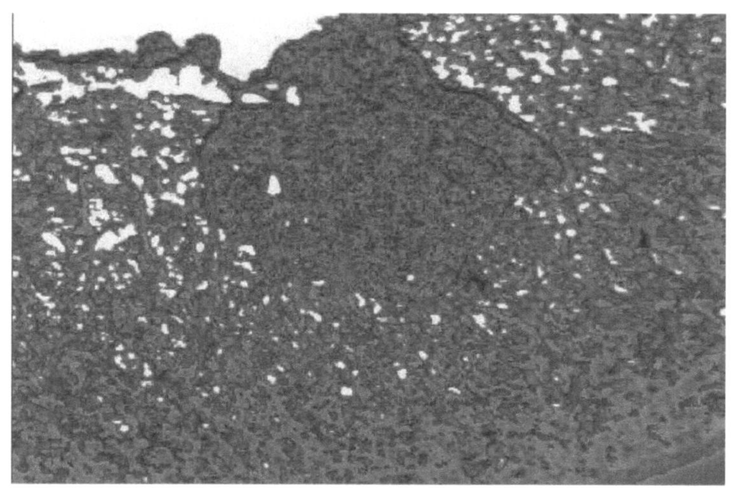

Figure 7.1 Microscopie à fluorescence du cerveau

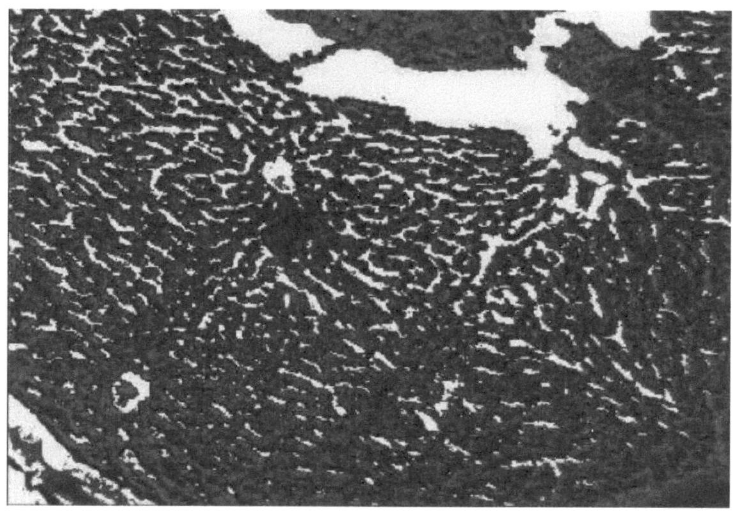

Figure 7.2 Microscopie à fluorescence du foie

Résultats et discussion :

La microscopie à fluorescence a été réalisée pour établir une estimation qualitative des MWCNT purifiés et mannosylés ciblés sur différents organes. Des MWCNT chargés de médicaments (bruts purifiés et mannosylés) ont été administrés par voie intraveineuse à des rats Albino par la veine caudale. Les rats ont été sacrifiés après une heure, les organes ont été excisés et une microtomie a été réalisée. Les photomicrographies ont été prises au microscope à fluorescence (Figures 7.1 et 7.2). Elles montrent la présence de Rhodamine-123 dans les organes, le cerveau montre une plus grande accumulation que le foie.

Conclusion :

Il est conclu que l'accumulation dans le foie diminue par rapport au cerveau qui augmente la fonctionnalisation et la conjugaison du mannose. En conjuguant la Rhodamine-123 aux MWCNT mannosylés, l'accumulation augmente dans le cerveau. Les résultats présentés ici révèlent le potentiel de ciblage des MWCNT mannosylés au niveau cellulaire.

Résumé et conclusion

Me paludisme est l'un des principaux problèmes de santé causés par un protozoaire appartenant au genre *plasmodium*. C'est une maladie qui, dans le passé, a tué des centaines de millions de personnes et changé le cours de l'histoire. Avec l'émergence du paludisme falciparum multirésistant, de nouveaux systèmes d'administration de médicaments sont spécifiquement nécessaires pour améliorer l'administration des médicaments antipaludiques au site cible avec la vitesse souhaitée. Des MWCNT mannosylés chargés d'artésunate ont été utilisés pour traiter la malaria cérébrale. Les nanotubes de carbone multiparois (MWCNT) ont été soumis à une purification par une méthode d'oxydation sélective. Des MWCNT mannosylés ont été synthétisés en passant par les étapes séquentielles de carboxylation, d'acylation, d'amidation et enfin de conjugaison au mannose. La modification des MWCNTs a été étudiée par FTIR, potentiel zêta, analyse élémentaire et TEM et le piégeage des médicaments a également été évalué.

Les études d'identification du médicament suggèrent que le médicament fourni par Solisto Pharma (Inde), correspond aux normes rapportées dans la littérature pour l'identité et la pureté.

Le profil de solubilité du médicament dans différents solvants à température ambiante a indiqué que le médicament est librement soluble dans les solvants organiques (éthanol et DMSO) et pratiquement insoluble dans le PBS et l'eau. Les maxima d'absorption (λmax) de l'artésunate ont été trouvés à 209 nm dans l'éthanol. Le spectre IR du médicament confirme la présence de différents groupes fonctionnels.

Les MWCNT bruts ont été purifiés en deux étapes : d'abord par chauffage dans un four et ensuite par traitement avec un mélange d'acides. Le traitement acide a été effectué en deux étapes en faisant varier la température à temps constant et en faisant varier le temps à température constante. Un nombre optimal de groupes acides a également été produit dans ces conditions optimisées (Marshall *et al.,* 2006).

La mannosylation a été réalisée par couplage du groupe amine présent à la surface des MWCNTs. Des étirements O-H et C-O larges et intenses du mannose autour de 3400,22 $^{cm-1}$ et 1641,85 cm-1 respectivement et la déformation N-H de l'amine secondaire à 1565,87 $^{cm-1}$ ont confirmé la formation d'une base de Schiff et la formation d'une amine dans la liaison entre l'aldéhyde du mannose et les groupes terminaux amine des nanotubes à parois multiples.

L'artésunate (AS) a été chargé dans des MWCNT bruts purifiés et dans divers MWCNT fonctionnalisés, à savoir des MWCNT carboxylés, des MWCNT modifiés par des amines et des MWCNT mannosylés. Les systèmes préparés ont été caractérisés pour leur efficacité de piégeage et les résultats sont présentés dans le tableau 4.2-4.6 et la figure 4.2-4.6. Le médicament a été piégé dans des MWCNT purifiés et dans divers MWCNT fonctionnalisés. L'efficacité du piégeage à différents intervalles a augmenté avec le temps et après un certain temps, le piégeage était constant, ce qui suggère une saturation et un trafic de la solution de médicament. Le piégeage limité pour les MWCNT purifiés était dû à la faible possibilité de piégeage endohédral de l'artésunate dans la cavité interne des MWCNT purifiés, ce qui pourrait être attribué au fait que les MWCNT purifiés étaient présents à l'état de faisceau et que très peu de surface était disponible pour le piégeage du médicament dans les MWCNT en faisceau. La charge de médicament dans les MWCNT carboxylés a montré une grande quantité de médicament piégé en raison de l'ouverture des faisceaux de MWCNT bruts purifiés et des différents pores générés par le traitement acide. Cela fournit une plus grande surface et une pénétration facile dans la cavité interne des MWCNT carboxylés.

Une analyse élémentaire des MWCNTs bruts, des MWCNTs purifiés, des MWCNTs caboxylés, des MWCNTs modifiés par des amines et des MWCNTs mannosylés a été réalisée pour déterminer la pureté du contenu. La teneur en carbone s'est avérée être de 97,37% et 99,12% pour les MWCNT bruts et les MWCNT purifiés respectivement. L'augmentation du pourcentage d'hydrogène dans le cas des MWCNT carboxylés suggère clairement que certains groupes carboxyles ont été attachés pendant le processus de carboxylation. L'augmentation du pourcentage d'azote dans le cas des MWCNT modifiés par des amines suggère clairement que des groupes amines ont été attachés pendant la modification des MWCNT par des amines. Les MWCNT conjugués au mannose présentent un pourcentage accru d'azote et d'hydrogène, ce qui suggère clairement la fixation du mannose.

Une étude spectrale FTIR a été réalisée sur les MWCNT fonctionnalisés pour évaluer la présence de divers groupes fonctionnels sur leur surface. Les MWCNT purifiés présentent des pics moins denses à 3436 cm-1, 2853 cm-1 et 1120 cm-1, qui pourraient être attribués à l'étirement O-H, à l'étirement C-H et à la flexion O-H dans le plan, respectivement (Figure 4.8 et Tableau 4.8). Les données confirment la présence de certains groupes oxygénés générés après le processus de purification.

Les MWCNT carboxylés présentent quelques pics forts et larges à 3416,80 cm-1, 2923,44 cm-1, 1075,9 cm-1, 1639,01 cm-1, 1417,9 cm-1 et 1025,9 cm-1, qui peuvent être attribués à l'étirement O-H, l'étirement C-H, l'étirement C=O, l'étirement C=C, l'étirement C-O et la flexion O-H, respectivement (Figure 4.4 et Tableau 4.8). Ces données confirment la présence de groupes carboxyliques (-COOH) à la surface des MWCNT. Au fur et à mesure de la fonctionnalisation, le nombre de pics augmente en raison de la fixation d'autres groupes fonctionnels. Les MWCNT mannosylés ont montré un pic à 1565 cm-1, 1641 cm-1, 2919 cm-

1, et 3400 cm-1, qui pourrait être attribué à l'étirement -C=N, l'étirement C-H de $_{CH2}$, l'étirement O-H respectivement.

Les MWCNT mannosylés chargés d'artésunate ont montré un pic à 1590 cm-1, 1640 cm-1, 1380 cm-1 et 2919 cm-1 qui pourrait être attribué à l'étirement -C=N dû à la base de Shiff, à l'étirement -C=O de la liaison amide, à la liaison C=O, à l'étirement C-H de $_{CH2}$ respectivement.

L'analyse au microscope électronique (MET) des MWCNT a révélé une gamme de tailles nanométriques, ainsi que la nature multiparois des nanotubes de carbone et le contrôle de la taille. L'excroissance ou la ramification des nanotubes de carbone se produit au moment de leur synthèse. Les MWCNT bruts présentaient une longueur généralement comprise entre 5 et 6 µm. La longueur des MWCNT mannosylés finaux a également été déterminée et s'est avérée être d'environ 100 ± 20 nm.

L'étude *in vitro de la* libération du médicament de diverses formulations de MWNTs a été réalisée en utilisant un tube de dialyse. Les formulations ont montré une libération cumulée de 99,12, 89,45, 85,23 et 53,12 % de MWCNT purifiés, carboxylés, modifiés par une amine et mannosylés respectivement jusqu'à 48 heures dans du PBS (pH 7,4).

Le taux de libération du médicament à partir de la formulation suggère qu'elle peut être utilisée comme système d'administration de médicaments à libération contrôlée. Les MWCNT carboxylés ont montré une libération prolongée due à la génération d'ions carobylate à pH 7,4, et à la protonation partielle de l'artésunate. Ces données montrent également que le couplage du mannose ralentit la libération du médicament à partir de la formulation des MWCNT mannosylés.

Les données de stabilité de la formulation ont été évaluées dans différentes conditions c'est-à-dire à température (4±1°C, 25±1°C et 55±1°C) après conservation dans l'obscurité (flacon de couleur ambre) et à la lumière (flacons incolores) chaque semaine pendant une durée de cinq semaines. La formulation s'est avérée être la plus stable dans l'obscurité à 4±1°C (Tableau 6.1).

L'effet des conditions de stockage a été étudié en analysant la variation de la teneur en médicament résiduel. La teneur initiale en médicament a été considérée comme étant de 100 %. Dans le cas de la formulation mannosylée, la perte de médicament était minimale dans toutes les conditions de stockage.

La microscopie à fluorescence a été réalisée pour établir une estimation qualitative des MWCNT purifiés et mannosylés ciblés sur différents organes. Des MWCNT chargés de médicaments (bruts purifiés et mannosylés) ont été administrés par voie intraveineuse à des rats Albino par la veine caudale. Les rats ont été sacrifiés après une heure, les organes ont été excisés et une microtomie a été réalisée. Les photomicrographies ont été prises au microscope fluorescent et montrent la présence de Rhodamine-123 dans les organes, l'accumulation étant plus importante dans le cerveau que dans le foie.

Il est conclu que l'accumulation dans le foie diminue par rapport au cerveau qui augmente la fonctionnalisation et la conjugaison du mannose. En conjuguant la Rhodamine-123 aux MWCNT mannosylés, l'accumulation augmente dans le cerveau. Les résultats présentés ici révèlent le potentiel de ciblage des MWCNT mannosylés au niveau cellulaire.

Conclusion : L'artésunate a pu être chargé avec succès dans les MWCNT purifiés ainsi que dans divers MWCNT fonctionnalisés. Plus la fonctionnalisation augmente, plus le piégeage augmente et finalement les MWCNT conjugués au mannose montrent la plus grande efficacité de piégeage et de libération prolongée. Avec les MWCNT mannosylés, il est possible de cibler les cellules du cerveau. La mannosylation a amélioré la dispersibilité des MWCNT dans les solvants aqueux et ceux-ci peuvent être développés pour délivrer différents bioactifs ainsi que des ligands actifs (mannose) dans le tissu cérébral.

Bibliographie

BIBLIOGRAPHIE

- Abbott, N.J. Romero, I.A. Transporting therapeutics across the blood-brain barrier, Mol. Med. Today. 1996, 2, 106–113.

- Adkison, K.D.K. Artru, A.A. Powers, K.M. Shen, D.D. Contribution des processus de transport des anions sensibles au probénécide au niveau de l'endothélium des capillaires cérébraux et du plexus choroïde à l'efficient efflux de l'acide valproïque du système nerveux central, J. Pharmacol. Exp. Ther. 1994, 268, 797–805.

- Alama, M.I. Bega, S. Samadb, A. Babootaa, S. Kohli, K. Ali, J. Ahujac, A. Akbard, M. Strategy for effective brain drug delivery. Eur J Phar Sci. 2010, 40, 385-403.

- Andersen, A.J. Wibroe, P.P. Moghimi, S.M. Perspectives on carbon nanotube-mediated adverse immune effects. Advanced Drug Delivery Reviews. 2012, ADR-12298.

- Banerjee, S. Hemraj-Benny, T. Wong, S.S. Covalent surface chemistry of single-walled carbon nanotubes. Matériaux avancés. 2005, 17 (1), 17-29.

- Banks, W.A. Physiologie et pathologie de la barrière hémato-encéphalique : implication dans la pathogenèse microbienne, l'administration de médicaments et les troubles neurodégénératifs, J. Neurovirol. 1999, 5, 538–555.

- Bart, J. Groen, H.J. Hendrikse, N.H. van der Graaf, W.T. Vaalburg, W. et de Vries, E.G. The blood-brain barrier and oncology : new insights into function and modulation, Cancer Treat. Rev. 2000, 26, 449-462.

- Bartoloni, A. Zammarchi, L. Aspects cliniques du paludisme non compliqué et grave. Journal méditerranéen de l'hématologie et des maladies infectieuses. 2012, 4 (1), 1-7

- Beare, N.A. Lewallen, S. Taylor, T.E. et Molyneux, M.E. Redefining cerebral malaria by including malaria retinopathy. Future Microbiology. 2011, 6 (3), 349–355.

- Beare, N.A. Taylor TE, Harding, S.P. Lewallen, S. et Molyneux, M.E. Malarial retinopathy : Un signe diagnostique nouvellement établi dans le paludisme grave. American Journal of Tropical Medicine and Hygiene. 2006, 75 (5), 790–797.

- Bianco, A. Kostarelos, K. Partidos C.D., Prato M. Biomedical applications of functionalised carbon nanotubes. Chem. Commun. 2005, 571–577

- Brightman, M.W. Reese, T.S. Junctions between intimately apposed cell membranes in the vertebrate brain, J. Cell Biol. 1969, 40, 648-677.

- Butt, A.M. Jones, H.C. Abbott, N.J. Electrical resistance across the blood-brain barrier in anaesthetized rats : a developmental study. J. Physiol. 1990, 429, 47-62.

- Chakraborti Avijit, "Fixed dose combinations in therapy", Express pharma. 2007, 2 (19), 62-63.

- Cherukuri, P. Bachilo, SM. Litovsky, SH. Weisman, RB. Microscopie à fluorescence dans le proche infrarouge des nanotubes de carbone à paroi unique dans les cellules phagocytaires. J. Am. Chem. Soc. 2004, 126, 15638-15639.

- Chimanuka, B. Gabriëls, M. Detaevernier, M.R. Plaizier-Vercammen, J.A. Préparation de liposomes de bêta-artemether, leur évaluation par HPLC-UV et leur pertinence pour éliminer la parasitémie recrudescente chez les souris infectées par Plasmodium chabaudi malaria. J. Pharm. Biomed. Anal. 2002, 28 (1), 13–22.

- Craig, C.R. et Stitzel, R.E. Modern pharmacology with clinical applications, 1994, 596, 606-620.

- Dehouck, B. Dehouck, M.P. Fruchart, J.C. Cecchelli, R. Upregulation of the low density lipoprotein receptor at the blood-brain barrier : intercommunications between brain capillary endothelial cells and astrocytes, J. Cell Biol. 1994, 126, 465-473.

- Descamps, L. Dehouck, M.P. Torpier, G. Cecchelli, R. Receptor-mediated transcytosis of transferrin through blood brain barrier endothelial cells. Am. J. Physiol. 1996, 270, 1149-1158.

- Diamond, J.M. Wright, E.M. Molecular forces governing non-electrolyte permeation through cell membranes. Proc. Royal Soc. 1969, 172, 273-316.

- Dierling, A.M. Cui, Z. Targeting primaquine into liver using chylomicron emulsions for potential vivax malaria therapy. Int. J. Pharm. 2005, 303 (1–2), 148–152.

- Dondorp, A.M. Nosten, F. Yi, P. Das, D. Phyo, A.P. Tarning, J. Lwin, K.M. Ariey, F. Hanpithakpong, W. Lee, S.J. Ringwald, P. Silamut, K. Imwong, M. Chotivanich, K. Lim, P. Herdman, T. An, S.S. Yeung, S. Singhasivanon, P. Day, N.P. Lindegardh, N. Socheat, D. White, N.J. Artemisinin resistance in Plasmodium falciparum malaria. N. Engl. J. Med. 2009, 361, 455–467.

- Dondorp, A.M. Pongponratn, E. White, N.J. Reduced microcirculatory flow in severe falciparum malaria : pathophysiology and electron-microscopic pathology. Acta Trop. 2004, 89, 309–317.

- Egleton, R.D. Davis, T.P. Bioavailability and transport of peptides and peptide drugs into the brain, Peptides. 1997, 18, 1431–1439.

- Fishman, J. B. Rubin, J.B. Handrahan, J.V. Connor, J.R. Fine, R.E. Receptor-mediated transcytosis of transferrin across the blood-brain barrier, J. Neurosci. Res. 1987, 18, 299-304.

- Gabriels, M. Plaizier-Vercammen, J.A. Évaluation physique et chimique de liposomes contenant de l'artésunate. J. Pharm. Biomed. Anal. 2003, 31 (4), 655–667.

- Gandhi S., Deshpande P., Jagdale P., Godbole V. Une méthode RP-HPLC simple et sensible pour l'estimation simultanée de l'artésunate et de l'amodiaquine dans une forme de dosage combinée en comprimé. J. Chem. Pharm. Res. 2010, 2(6), 429-434.

- Gaudin, K. Langlois, M.H. Barbaud, A. Boyer, C. Millet, P. Dubost, J.P. Stabilité de l'artésunate dans les solvants pharmaceutiques. Journal of Pharmaceutical and Biomedical Analysis. 2007, 43, 1019–1024.

- Georgakilas, V. Voulgaris, D. Vazquez, E. Prato, M. Guldi, D. M, Kukovecz, A. et Kuzmany, H. Purification des nanotubes de carbone HiPCO via une fonctionnalisation organique. Journal of the American Chemical Society. 2002, 124(48), 14318-14319.

- Golenser, J. McQuillan, J. Hee, L. Mitchell, A.J. Hunt, N.H. Traitement conventionnel et expérimental du paludisme cérébral. Int J Parasito 2006, 36, 583-593.

- Green, M.D. D'Souza, M.J. Holbrook, J.M. Wirtz, R.A. Évaluation in vitro et in vivo du diphosphate de primaquine encapsulé dans de l'albumine, préparé par nébulisation dans de l'huile chauffée. J. Microencapsul. 2004, 21 (4), 433–44.

- Greenwood, B.M. Fidock, D.A. Kyle, D.E. Kappe, S.H. Alonso, P.L. Collins, F.H. Duffy, P.E. Malaria : progress, perils, and prospects for eradication. J. Clin. Invest. 2008, 118, 1266–1276.

- Guillot, F. L. Audus, K.L. Raub, T. Fluid-phase endocytosis by primary cultures of bovine brain microvessel endothelial cell monolayers, Microvasc. Res. 1990, 39, 1-14.

- Hedaya, M.A. Sawchuk, R.J. Effet du probénécide sur les clairances rénale et non rénale de la zidovudine et sa distribution dans le fluid cérébrospinal chez le lapin, J. Pharm. Sci. 1989, 78, 716-722.

- Hirsch, A., Functionalization of single-walled carbon nanotubes, Angewandte Chemie-International Edition, 2002, 41 (11), 1853-1859.

- Iijima S. Helical microtubules of graphitic carbon, Nature. 1991, 354 56–58.

- Iijima, S. Helical microtubules of graphitic carbon, Nature. 1991, 354, 56–58.

- Jain, AK. Mehra, NK. Lodhi, N. Dubey, V. Mishra, D. Jain, NK. Nanotubes de carbone multiparois conjugués à des glucides : développement et caractérisation. Nanotoxicol. 2007, 1, 167-97

- Jain, A. Agarwal, A. Majumder S., Lariya, N. Khaya, A. Agrawal, H. Majumdar, S. et Agrawal, G. P. 'Mannosylated Solid Lipid Nanoparticles as Vectors for Site-Specific Delivery of an Anti-Cancer Drug', J Control Release. 2010,148, 359-67.

- Jain, AK. Mehra, N. Lodhi, N. Dubey, V. Mishra, D. Jain, PK. Jain, NK. Les nanotubes de carbone et leur toxicité. Nanotoxicologie. 2007, 1, 167-197.

- Jansen, J. F. Meijer, E. et de Brabander-van den Berg, E. M. The dendritic box : shape-selective liberation of encapsulated guests. Journal of the American Chemical Society, 1995, 117(15), 4417-4418.

- Jinfeng Ren, Shun Shen, Dangge Wang, Zhangjie Xi, Liangran Guo, Zhiqing Pang, Yong Qian,Xiyang Sun, Xinguo Jiang, "the targeted delivery of anticancer drugs to brain glioma by pegylated oxidized multi-walled carbo n nanotubes modified with angiopep-2", biomaterials. 2012, 33.

- Kang I, Heung YY, Kim JH, Lee WJ, Gollapudi R, Subramaniam S, Narasimhadevara SS, Hurd D, Kirikera RG, Shanov V et al. Introduction aux matériaux intelligents en nanotubes et nanofibres de carbone. Composites : Part B 37 (2006) 382-394.

- Kesharwani P., Ghanghoria R. et Jain N.K. Exploration des nanotubes de carbone dans les lignées cellulaires cancéreuses, Drug Discovery Today (2012) 17, numéros 17/18.

- Kesharwani, P. Ghanghoria, R. Jain, N.K. Exploration des nanotubes de carbone dans les lignées cellulaires cancéreuses, Drug Discovery Today. 2012, 17/18.

- Khedkar Snehal, Pharmaceutical development with focus on padeatric combination, WHO/FIP traning workshop, april 2008.

- King, G. L. Johnson, S.M. Receptor-mediated transport of insulin across endothelial cells, Science. 1985, 227, 1583–1586.

- Korenromp, E. Williams, B. de, V.S. Gouws, E. Gilks, C. Ghys, P. Nahlen, B. Malaria attributable to the HIV-1 epidemic, sub-Saharan Africa. Maladies infectieuses émergentes. 2005, 11 (9), 1410–1419.

- Kumagi, A.K. Eisenberg, J.B. Pardridge, W.M. Adsorptive-mediated endocytosis of cationized albumin and a beta-endorphin-cationized albumin chimeric peptide by isolated brain microvessel, J. Biol. Chem. 262 (1987) 15214–15219.

- Lacerda L, Bianco A, Prato M, Kostarelos K.. Carbon nanotubes as nanomedicine : from toxicology to pharmacology. Adv Drug Deliv Rev. 58 (2006) 1460-70.

- Li J, Zhang Y. Découpage de nanotubes de carbone à parois multiples. Appl Surf Sci. 252 (2006) 2944-48.

- Li, CC. Lin, JL. Huang, SJ. Lee, JT. Chen, CH. Une nouvelle méthode exclusive à l'acide pour disperser les nanotubes de carbone multi-parois dans des suspensions aqueuses. Coll. Surf. A : Phys. Engg. Asp. 2007, 297, 275-281

- Li, J. & Zhang, Y. Cutting of multi walled carbon nanotubes. Applied Surface Science. 2006, 252(8), 2944-2948.

- Li, J. Zhang, Y. Cutting of multi walled carbon nanotubes. App. Surface Sci. 2006, 252, 2944-2948.

- Liu, Z. Winters, M. Holodniy, M. and Dai, H. SiRNA Delivery into Human T Cells and Primary Cells with Carbon-Nanotube Transporters. Angewandte Chemie International Edition. 2007, 46(12), 2023-2027.

- MacPherson, G.G. Warrell M.J. White N.J. Looareesuwan S. Warrell D.A. Human cerebral malaria. Une analyse ultrastructurale quantitative de la séquestration des érythrocytes parasités. Am J Pathol. 1985, 119, 385–401.

- Magalhães, N.S.S. Mosqueira, V.C.F. Nanotechnologie appliquée au traitement du paludisme. Advanced Drug Delivery Reviews, 2010, 62, 560-575.

- Marshall, MW. Nita, SP. Shapter, JG. Mesure des groupes acide carboxylique des nanotubes de carbone fonctionnalisés à l'aide d'un procédé chimique simple. Carbon. 2006, 44, 1137-1141.

- Martin, C.R. Kohli, P. The emerging field of nanotube biotechnology. Nat. Rev. Drug Discov. 2003, 2, 29–37.

- Mehra NK, Jain AK, Lodhi N, Raj R, Dubey V, Mishra D, Nahar M, Jain NK. Challenges in the use of carbon nanotubes for biomedical applications. Crit Rev Ther Drug Carrier Syst. 25 (2008) 169-206.

- Mehra, N. Jain, AK. Lodhi, N. Raj, R. Dubey, V. Nahar, M. Mishra, D. Jain, NK. Challenges in the use of carbon nanotubes for biomedical applications. Crit. Rev. 2008, 1, 234-278.

- Modi Foram P., Patel Priyal R., " Formulation, optimisation et évaluation d'une combinaison à dose fixe d'artésunate et de chlorhydrate d'amodiaquine en comprimé bicouche recouvert d'un film barrière à l'humidité ", International Journal of PharmTech Research, Oct-Dec 2011, Vol.3, No.4, pp 2124-2134.

- Murambiwa P., Masola B., Govender T., Mukaratirwa S., Musabayane C.T. Anti-malarial drug formulations and novel delivery systems : A review, Acta Tropica 118 (2011) 71-79.

- Musabayane, C.T. Munjeri, O. Matavire, T.P. Administration transdermique de chloroquine par patch de matrice d'hydrogel de pectine amidée chez le rat. Insuffisance rénale. 2003, 25 (4), 525–534

- Na-Bangchang, K. Congpuong, K. Current malaria status and distribution of drug resistance in East and Southeast Asia with special focus to Thailand. Tohoku J. Exp. Med. 2007, 211, 99–113.

- Newbold, C. Craig, A. Kyes, S. Rowe, A. Fernandez-Reyes, D. Fagan, T. Cytoadherence, pathogenesis and the infected red cell surface in Plasmodium falciparum. Int J Parasitol. 1999, 29, 927–937.

- Newton CR, Crawley J, Sowumni A, Waruiru C, Mwangi I, English M, Murphy S, Winstanley PA, Marsh K, Kirkham FJ. Hypertension intracrânienne chez les Africains atteints de malaria cérébrale. Arch Dis Child. 1997, 76, 219–226.

- Nikolaev P, Bronikowski M, Bradly R, Rohmund F, Colbert DT, Smith K, Smalley RT. Croissance catalytique en phase gazeuse de nanotubes de carbone à paroi simple à partir de monoxyde de carbone. Chem Phys Lett. 1999 ; 313(1–2):91–97.

- Nishi, K.K. Jayakrishnan, A. A. Préparation et évaluation in vitro de microsphères de gomme arabique conjuguées à la primaquine. Biomacro. 2004, 5 (4), 1489–1495.

- Owais, M. Varshney, G.C. Choudhury, A. Chandra, S. et Gupta, C.M. La chloroquine encapsulée dans des liposomes porteurs d'anticorps spécifiques des érythrocytes infectés par le paludisme contrôle efficacement les infections à Plasmodium berghei résistant à la chloroquine chez la souris. Antimicrob. Agents Chemother. 1995, 39 (1), 180–184.

- Pantarotto, D. Partidos, CD. Hoebeke, J. Brown, F. Kramer, E. Briand, JP. Muller, S. Prato, M. Bianco, A. L'immunisation avec des nanotubes de carbone fonctionnalisés par des peptides améliore la réponse des anticorps neutralisant les virus. Chem. Biol. 2003, 10, 961-966.

- Pardridge, W.M. et Mietus, L.J. Transport of steroid hormones through the rat blood-brain barrier. Primary role of albumin bound hormone, J. Clin. Invest. 1979, 64, 145–154.

- Pardridge, W.M. Peptide drug delivery to the brain. Raven Press, New York, U.S.A., 1991.

- Patel, V.A. Murthy, R.S.R. et Patel, H.V. Formulation et caractérisation in-vitro de microsphères d'éthylcellulose contenant du phosphate de chloroquine. J. Indian Pharm. 2006, 5 (51), 82–86.

- Potschka, H. Fedrowitz, M. et Loscher, W.P -Glycoprotein- mediated efflux of penobarbital, lamotrigine, and felbamate at the blood-brain barrier : evidence from microdialysis experiments in rats, Neurosci. Lett. 2002, 327, 173-176.

- Radhika, B. Baloju, S. Vemula, C. Ramya, C.H. Swapna, K. Thati, M. Blood-brain barrier - its implication in drug transport : novel strategies in drug delivery to the brain. IJPBS, 2011, 1, 265-278

- Robbins et Cotran Pathologic Basis of Disease. 1999, 344-351.

- Rytting, E. Nguyen, J. Wang, X. Kissel, T. Biodegradable polymeric nanocarriers for pulmonary drug delivery. Exp. Opin. Drug Deliv. 2008, 5 (6), 629–639

- Salavati-Niasari, M., Bazarganipour, M. Fonctionnalisation covalente des nanotubes de carbone multi-parois (MWNT) par le complexe nickel(II) de la base de Schiff Synthèse, caractérisation et oxydation en phase liquide du phénol par le peroxyde d'hydrogène. Applied Surface Science, 2008, 255, (5), 2963-2970.

- Saparia, B. Solanki, A. Murthy, R.S.R. Implants à libération prolongée de phosphate de chloroquine pour une utilisation possible dans la chimioprophylaxie du paludisme. Indian J. Exp. Biol. 2001, 39 (9), 902-905.

- Sharma, A. et Sharma, U. Liposomes in drug delivery : progress and limitations. Int. J. Pharm. 1997, 154, 123–14.

- Shen J, Huang W, Wu L, Hu Y, Ye M. Study on amino functionalized multiwalled carbon nanotubes, Mater Sci Engin A. 464 (2007) 151-156.

- Shen, J. Huang, W. Wu, L. Hu, Y. et Ye, M. Propriétés thermophysiques des nanocomposites époxy renforcés par des nanotubes de carbone multiparois à fonction amino. Composites Part A : Applied Science and Manufacturing. 2007, 38(5), 1331-1336.

- Singh, K.K., et Vingkar, S.K. Formulation, activité antipaludique et biodistribution d'une nanoémulsion lipidique orale de primaquine. Int. J. Pharm. 2008, 347 (1–2), 136–143.

- Stringham, R.W. Lynam, K.G. Mrozinski, P. Kilby, G. Pelczer, I. Kraml, C. Évaluation par chromatographie liquide à haute performance de l'artémisinine, matière première de la synthèse de l'artésunate et de l'artéméther. Journal of Chromatography A. 2009, 1216, 8918-8925

- Suzuki H., Sawada Y., Sugiyama Y., Iga T., Hanano M., Spector R. Transport of imipenem, a novel carbapenem anti-biotic, in the rat central nervous system, J. Pharmacol. Exp. Ther. 1989, 250, 979–984.

- Tamai, I. Sai, Y. Koayashi, H. Kamata, M. Wakamiya, T. Tsuji, A. Structure-internalization relationship for adsorptive-mediated endocytosis of basic peptides at the blood-brain barrier, J. Pharm. Exp. Ther. 1997, 280, 410–415.

- Tamai, I. Tsuji, A. Transporter-mediated permeation of drugs across the blood-brain barrier, J. Pharm. Sci. 2000, 89 1371-1384.

- Tasis D, Tagmatarchis N, Georgakilas V, Prato M. L'introduction de groupes fonctionnels à la surface des nanotubes de carbone permet de solubiliser ces molécules utiles et facilite leur étude. Chem Eur J. 2003, 9, 4000-8.

- Taylor, E.M. L'impact des transporteurs d'efflux dans le cerveau sur le développement de médicaments pour les troubles du SNC, Clin. Pharmakokinet. 2002, 41, 81–92.

- Taylor, W.R. Hanson, J. Turner, G.D. White, N.J. Dondorp, A.M. Manifestations respiratoires du paludisme. Chest. 2012, 142 (2), 492–505.

- Tsuji, A. Tamai, I. Carrier-mediated or specialized transport of drugs across the blood-brain barrier. Adv. Drug Deliv. Rev. 1999, 36, 277-290.

- Vaziri, A. et Warburton, B. Slow release of chloroquine phosphate from multiple taste-masked W/O/W multiple emulsions. J. Microencapsul. 1994, 11 (6), 641–648.

- Wen, J. Mao, H. Li, W. Lin, K.Y. et Leong, K.W. Biodegradable polyphosphoester micelles for gene delivery. J. Pharm. Sci. 2004, 93 (8), 2142-2157.

- Wohlfart, S. Gelperina, S. Kreuter, J. Transport de médicaments à travers la barrière hémato-encéphalique par des nanoparticules. J Cont Rel. 2012, 161, 264 -273.

- Wu, W. Wieckowski, S. Pastorin, G. Benincasa, M. Klumpp, C. Briand, J. Bianco, A. Targeted delivery of amphotericin B to cells by using functionalized carbon nanotubes. Angewandte Chemie International Edition. 2005, 44(39), 6358-6362.

- Yu, B.Z. Yang, J.S. et Li, W.X. Capacité in vitro des nanotubes de carbone multiparois modifiés par l'hormone de libération de la gonadotrophine à tuer les cellules cancéreuses. Carbon. 2007, 45(10), 1921-1927.

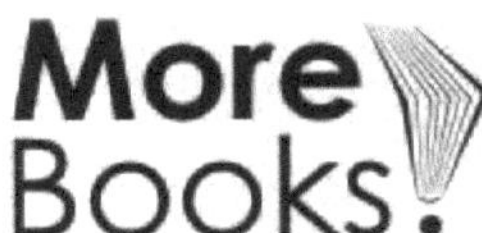

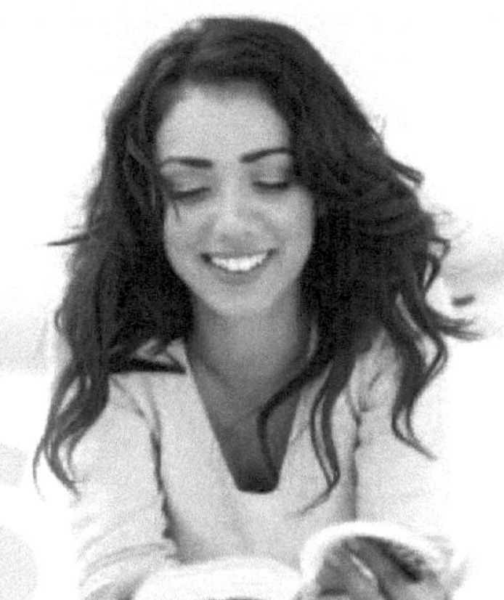

I **want** morebooks!

Buy your books fast and straightforward online - at one of world's fastest growing online book stores! Environmentally sound due to Print-on-Demand technologies.

Buy your books online at
www.morebooks.shop

Achetez vos livres en ligne, vite et bien, sur l'une des librairies en ligne les plus performantes au monde!
En protégeant nos ressources et notre environnement grâce à l'impression à la demande.

La librairie en ligne pour acheter plus vite
www.morebooks.shop

KS OmniScriptum Publishing
Brivibas gatve 197
LV-1039 Riga, Latvia
Telefax: +371 686 204 55

info@omniscriptum.com
www.omniscriptum.com

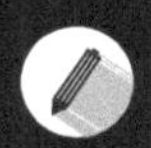

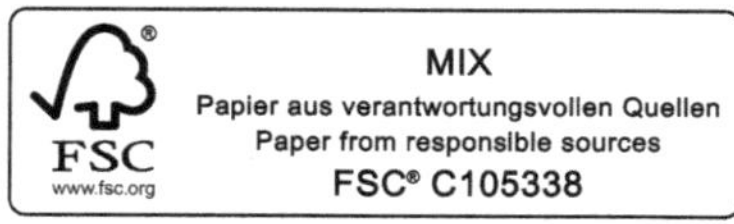

Printed by Books on Demand GmbH, Norderstedt / Germany